HANNE TÜGEL

SIND WIR NOCH GANZ SAUBER?

HANNE TÜGEL

SIND WIR NOCH GANZ SAUBER?

Klüger mit Schmutz umgehen, gesünder leben, der Umwelt helfen

Edel Books
Ein Verlag der Edel Germany GmbH

Copyright © 2019 Edel Germany GmbH,
Neumühlen 17, 22763 Hamburg
www.edelbooks.com

Projektkoordination: Dr. Marten Brandt
Lektorat: Annette Krüger
Layout und Satz: Datagrafix GSP GmbH
Umschlaggestaltung: Rothfos & Gabler, Hamburg
Druck und Bindung: optimal media GmbH, Glienholzweg 7, 17207
Röbel / Müritz

Das FSC-zertifizierte Papier Holmen Book Cream für dieses Buch lieferte
Holmen Paper, Hallstavik, Schweden.

Printed in Germany

ISBN 978-3-8419-0656-4

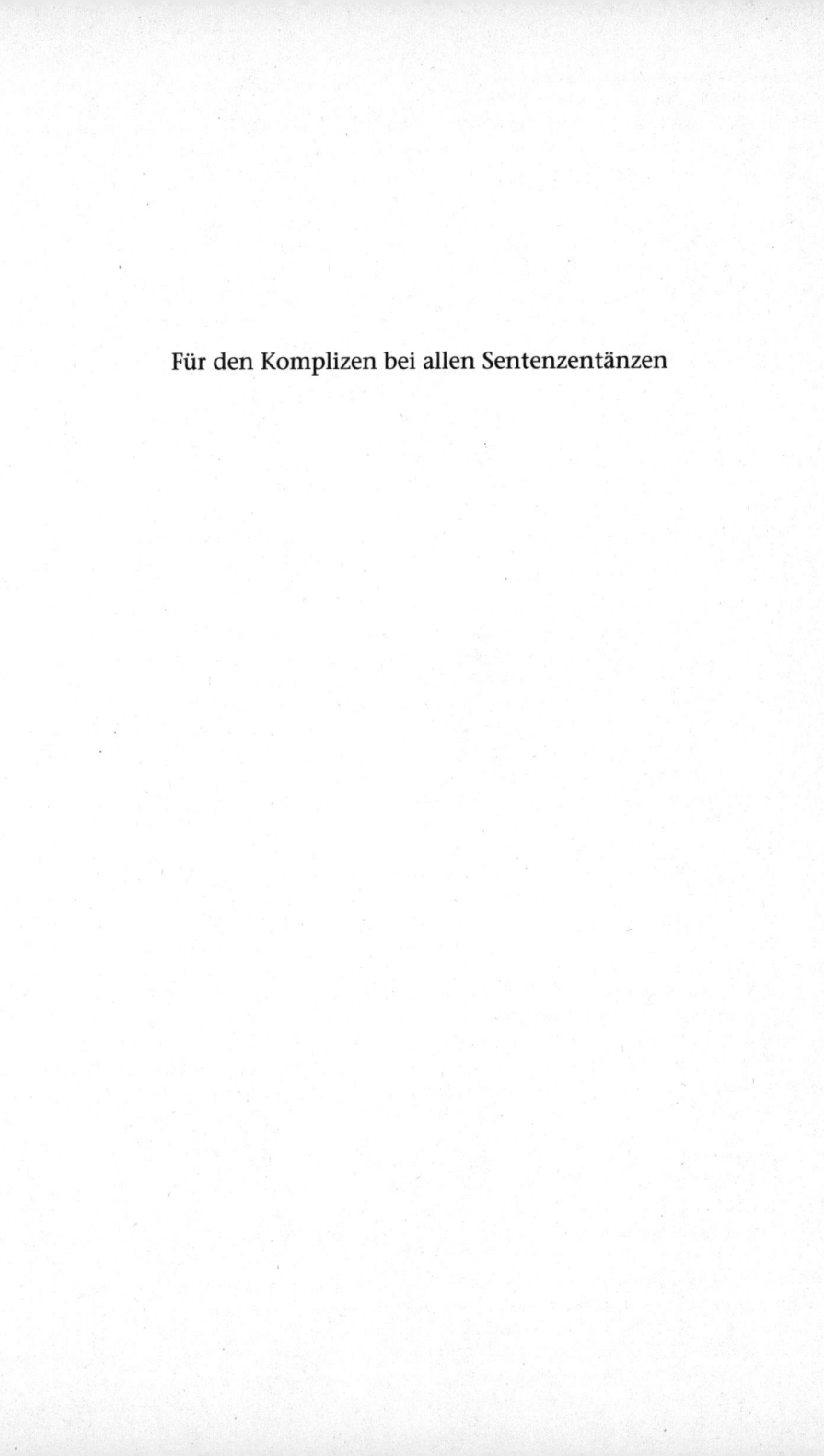

Für den Komplizen bei allen Sentenzentänzen

INHALT

VORWORT

Liebe Leserinnen und Leser,

wir sollten über Schmutz reden. In den Schlagzeilen meldet er sich zur Zeit ziemlich häufig und sendet SOS-Signale aus ganz verschiedenen Richtungen. Er zeigt sich als Müllstrudel aus großen und winzigen Plastikteilen im Meer. Er hängt als drohende Feinstaub- und Dieselabgaswolke über den Städten; eine Wolke, die sich von Automobilmanagern auch mit Voodoomethoden illegaler Software nicht weghexen lässt. Er meldet sich als Trinkwassergefahr, weil zu viel Düngemittel und Gülle aus der Landwirtschaft ins Grundwasser sickern. Er präsentiert sich in Badeseen in Form gefährlicher Bakterien, gegen die Antibiotika kaum noch etwas ausrichten können.

Etwas läuft schrecklich schief bei unserem Umgang mit Schmutz. Die Alarmrufe kommen nicht nur aus armen Ländern, die sich Sauberkeit nicht leisten können oder wollen. Sie stammen auch aus Deutschland und anderen Industrieländern, die stolz auf ihre Umweltbemühungen sind. Aus Staaten, deren Bürger viel Geld ausgeben für eine geordnete Müll- und Abwasserbehandlung. Aus Regionen, deren Bewohner sorgfältig und geradezu leidenschaftlich ihren Abfall trennen, die Kehrwoche beachten und ohne Murren Pfand auf Einwegflaschen zahlen.

Sind wir noch ganz sauber? Wenn ja, wie kann es sein, dass wir uns im privaten Bereich ausgiebig mit Körperpflege, Waschen und Putzen beschäftigen und zugleich Luft, Wasser und Böden zum gigantischen Müllabladeplatz verkommen lassen? Wie können Politiker und Manager den Begriff Nachhaltigkeit seit Jahrzehnten wie ein Mantra im Munde führen und dabei ungerührt mitansehen, dass die Erde zum Plastikplaneten wird? Wie können wir als Verbraucher glauben, dass sich die 2,8 Milliarden (!) Coffee-to-go-Einwegbecher, die im Jahr allein in unserem Land eingeschenkt werden, irgendwie problemlos in Luft auflösen? Wie sind durch sorglosen Umgang mit Antibiotika mörderische Bakterien entstanden, die unvorhersehbare Gesundheitsrisiken ausgelöst haben? Und vor allem: Wie können wir uns aus der Sackgasse herausmanövrieren, in der wir gelandet sind?

Ich habe mich als Autorin und Redakteurin bei *GEO* sehr lange mit Themen an den Schnittpunkten zwischen Wissenschaft, Gesellschaft und Philosophie beschäftigt, mit Artenvielfalt, Gentechnik, Umweltproblemen und Klimaschutz, mit Kreativität, Trauer und Weisheit, mit den Grenzen des Wachstums und Modellen für ein gutes Leben. So vielfältig die Themen sind, sie umkreisen alle einen faszinierenden Kern: das Verhältnis zwischen Mensch und Natur. Welche Haltung nehmen wir zur Welt ein, in die wir hineingeboren werden? Sehen wir sie eher als Garten oder als Baustelle? Empfinden wir uns als Teil der Natur und akzeptieren die Grenzen, die sie uns setzt, oder wollen wir diese Grenzen so schnell wie möglich hinter uns lassen?

Das Thema Schmutz bietet da unbequeme Lehren. Wenn wir die Welt als Baustelle sehen, in der wir mit Hochgeschwindigkeit Fortschritt organisieren, dann gleicht sie zur Zeit der von Stuttgart 21 und dem Berliner Flughafen. Die Abfälle von bald 7,7 Milliarden Menschen überfordern die Belastungspuffer von Luft, Gewässern und Böden. Um gegenzusteuern, wird es nicht reichen, Wattestäbchen und Plastikstrohhalme zu verbieten. Eine Wirtschaftsweise, die von Jahr zu Jahr mehr Waren ausstößt, ohne ein Konzept zu haben, was nach Gebrauch passiert, begeht Harakiri.

In einer Sackgasse zu landen, hat einen Vorteil. Man merkt, dass man umkehren und noch einmal neu nachdenken muss. Dieses Buch will Denkanstöße geben. Es beschreibt die Kunst klugen Putzens, die schon Tiere und Pflanzen beherrschen müssen, um zu überleben. Es stellt die erstaunlichen Erfindungen der Evolution vor, die in der Natur ganz ohne Seife und Müllverbrennungsanlagen für Sauberkeit sorgen – und deren Kreislauf- und Recyclingwirtschaft ein Vorbild für die Zukunft sein könnte. Es fragt, wie es zu unserer menschengemachten Ex-und-Hopp-Kultur gekommen ist, deren Waren sich bei und nach Gebrauch an uns rächen. Es schildert die Suche nach Auswegen und Alternativen. Davon gibt es jede Menge, aber sie erfordern eine grundsätzliche Neuorientierung. Denn sehr viele Chemikalien der modernen Wirtschaftswelt sind nicht auf natürlichem Weg abbaubar. Mit ihren SOS-Signalen zeigt die Umwelt uns heute Grenzen.

Offenbar haben wir das Gefühl für das rechte Maß verloren. Und das fängt im eigenen Badezimmer und in der eigenen Küche an, im Reich der Anti-Fett-Formeln, Anti-Geruch-Formeln, Anti-Rost-Formeln, Anti-Staub-Formeln, Anti-Kalk- und Anti-Kalk-Plus-Formeln. Bei meinen Gesprächen mit Sachkundigen aus Wissenschaft und Praxis ging es immer wieder um die Frage, wie eine gute Balance von Schmutzen und Putzen aussehen kann. Eine simple Antwort war: Abrüsten bei Körperpflege-, Wasch- und Putzmitteln! Wir verwenden weit mehr und weit aggressivere Mittel als es uns selbst und unserer Umwelt guttut. Aber Hygiene bedeutet eben nicht keimfreie

Ultrareinheit, sondern vor allem das Bewahren und das Fördern von Gesundheit.

Sauberkeit und Gesundheit als umfassendes und gemeinsames Ziel zu betrachten, erweitert den Horizont. Es führt zum Thema, wie erstaunlich gut der menschliche Körper von Natur aus gerüstet ist, um mit Schmutz fertig zu werden und gesund zu bleiben. Dafür sorgt das Immunsystem als eine Art Putztruppe im eigenen Leib. Es befreit uns in der Regel rund um die Uhr von Schadstoffen und Krankheitserregern, ohne dass unser Gehirn die ständigen Risiken überhaupt wahrnimmt, die den Organismus bedrohen. Erfolgreich klappt das aber nur, wenn das Immunsystem früh mit Schmutz konfrontiert war, um sich zu trainieren. Wo das in der heutigen Gesellschaft nicht mehr der Fall ist, nehmen neuartige Epidemien wie Allergien und Asthma zu. Zu den aktuell spannendsten Forschungsprojekten gehören solche, die mit Schmutzbakterien als Arznei Hoffnung auf Heilung suchen: Wie können Keime aus dem Kuhstall vor Allergien und Asthma schützen?

Bakterien gehören zu den unheimlichsten Akteuren der Schmutzdebatte. Sie sind unsichtbar, mitunter hochgefährlich, aber in den meisten Fällen harmlos oder sogar segensreich. Durch Fortschritte in der Mikroskopie und DNA-Analyse geraten sie ins Rampenlicht und werden zu Stars eines ganz neuen Forschungsfelds: Wie beeinflusst das menschliche Mikrobiom die Gesundheit, also die Gesamtheit der etwa 39 Billionen bakteriellen Mitbewohner, die in und auf unserem Körper siedeln? Gleichzeitig steht die Medizin vor neuen Problemen: Wie lassen sich jene neuartigen mörderischen Bakterien in Schach halten, die resistent gegen Antibiotika sind?

Bakterien, Feinstaub, Mikroplastik, Müll – Schmutz hat viele Facetten. Ich verspreche, sie sind faszinierend. Das Gute dabei: Die SOS-Signale der Umwelt haben Menschen weltweit in Bewegung gebracht. Sie reden über Schmutz und sie handeln: die Müllverweigerinnen im indischen Alappuzha und die Anti-Plastik-Streiter in Ruanda und Kenia, Ploggerinnen und Plastikfischer, Feinstaubkläger und EU-Juristen, Citizen-Science-Luftmessgruppen, Transition-Town-Initiativen, Mehrwegbecherheldinnen, Humusrevolutionäre, Verpackungsverweigerer, Pioniere der Kreislaufwirtschaft ...

Trotzdem bleibt die Botschaft des Buches eine Kränkung: Die Natur schmutzt, der Mensch schmutzt und die Dinge schmutzen. Das Ringen um Hygiene ist nie zu Ende, der Kampf ist einseitig, am Ende gewinnt immer der Schmutz. Aber wenn wir uns als Individuen klug verhalten, können wir viel dafür tun, mit wenig Putzchemie gesund zu bleiben. Und wenn wir uns als Gesellschaft klug verhalten, können wir einiges dafür tun, den Planeten zu bewahren, der uns am Leben hält.

Ich habe für dieses Buch mit vielen Wissenschaftlerinnen und Wissenschaftlern gesprochen, aber ich wollte auch Praktiker kennenlernen, die mit Schmutz hautnah und sehr oft zu tun haben. Die Schicht mit einem Team der Hamburger Straßenreinigung gehört zu den beeindruckendsten Erlebnissen der Recherche. Man sieht seine Stadt mit anderen Augen, wenn man um halb sechs im Straßenlampenlicht die Dreckreste des Vortags in schwarzgraue Säcke schaufelt.

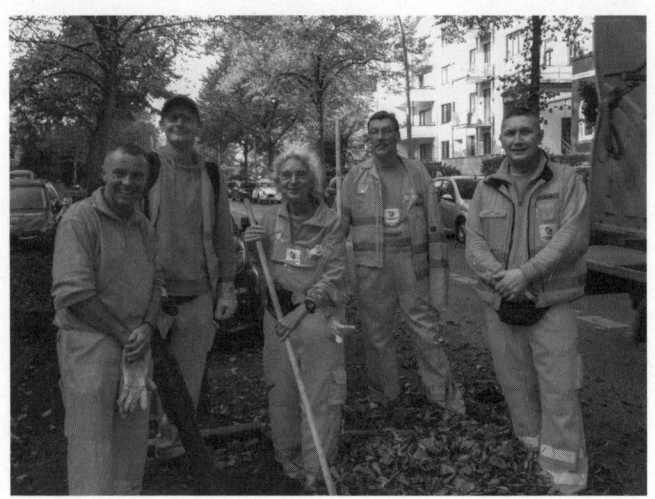

Die Autorin als mithelfender Gast beim Straßenreinigungs-Team

1

STAUB, SCHMUTZ, BAKTERIEN – WIE GEFÄHRLICH SIND UNSERE LEBENSLANGEN BEGLEITER?

Sichtbarer und unsichtbarer Schmutz gehört von Beginn an zum Leben. Stäube, Abgase und Bakterien sind allgegenwärtig. Brauchbares verwandelt sich in Abfall. Aber statt Alarmismus ist Respekt geboten. Wichtig ist zu verstehen, wo und wann welcher Schmutz warum gefährlich ist. Und wie wir die Gefahren vermindern und verhindern können. Inspiration gibt eine antike Göttin: Hygieia, zuständig für Sauberkeit und Gesunderhaltung.

Alles fängt mit Staub an.

Es gibt diese Momente kurz nach dem Aufwachen. Ein Sonnenstrahl fällt durch den Vorhangschlitz. Vor den schläfrigen Augen tanzen Staubpartikel. Von der Laune einer Lichtreflexion beleuchtet, schweben sie durch den Raum, ohne sich von Schwerkraft stören zu lassen. Zu sehen sind Luftbewohner von unterschiedlicher Gestalt, winzige Individuen. Viele. Sehr viele. Zu viele, meldet sich das Hausfrauengewissen. Aber vom Bett aus beobachtet und bewundert man das Schauspiel wie ein Kunstwerk. Stilles Staunen. Noch kein Gedanke daran, was der neue Staubsauger mit Triple-Particle-Cleaning-System und Pet-Power-Bürste in dieser Situation anstellen möchte. Staub kann schön sein.

Dafür, wie er in die Welt kam, gibt es zwei Theorien, eine religiöse und eine weltliche. Beide voller Dramatik und mit weitreichenden Folgen.

Am Anfang, sagt die Bibel, schuf Gott Himmel und Erde. Und als eine Art Ur-Schmutz den Staub. Auch er ist gleich in der Schöpfungsgeschichte präsent, direkt nach dem Sündenfall. Die Schlange, die den Plot mit Eva und dem Apfel ausgeheckt hat, lernt ihn als drastische Strafe kennen: „Auf deinem Bauche sollst du kriechen und Staub fressen dein Leben lang." Klar wird, dass Gott Staub nicht mag. Vielleicht war er ein unbeabsichtigter Nebeneffekt der Erderschaffung. Nun, da er existiert, setzt Gott ihn als Schikane ein. Adam bekommt Gottes Zorn als Nächster zu spüren, wird zu Mühsal beim Lebenserwerb verdammt und erfährt: „Staub bist du und zum Staub kehrst du zurück." Und Eva? Ihre Nachfahrinnen sind über die nächsten abertausend Generationen für die Beseitigung des immerwährenden Staubanfalls zwischendurch zuständig.

Das scheint so selbstverständlich, dass die Heilige Schrift es gar nicht erwähnt.

Adieu, die Aussicht auf ewiges Leben und staubfreie Zustände. Wie hätte es ausgesehen im Garten Eden, wenn die Schlange den entscheidenden Moment verschlafen oder Gott mehr Nachsicht gehabt hätte? Hätten Engel als himmlische Putzkolonnen Erfindungen wie Mikrofasertücher und Staubsauger überflüssig gemacht? Oder wären Staub- und Schmutzpartikel für immer im Boden geblieben, statt munter zwischen Himmel und Erde umherzuwirbeln und Grenzwerte für Feinstaub mit Partikelgrößen über und unter 2,5 Mikrometer nötig zu machen? Dazu schweigt die Bibel.

Die wissenschaftliche Lesart ist konkreter. In ihr spielt Staub für das irdische Leben eine genauso entscheidende, aber viel positivere Rolle. Schuld ist der Urknall, der vor geschätzten 13,8 Milliarden Jahren dafür gesorgt hat, dass sich Energie von unendlicher Dichte in Raum, Zeit und Materie verwandelte. Das Universum wird geboren. Der Prozess bringt einige Milliarden Jahre später auch Sonne und Erde hervor. Unser Sonnensystem und seine Planeten entstehen infolge gewaltiger Gas- und Staubexplosionen als Produkt von Sternenstaub und unvorstellbarer Hitze. Astronomen finden dafür fast biblische Formulierungen: „Nachdem die Sonne … gezündet war, verklebte der übrig gebliebene Staub um sie herum, sodass immer größere Gesteinsbrocken und schließlich die Vorläufer der Gesteinsplaneten entstanden." Irgendwann auch die Erde.

Laut Evolutionslehre liegen zwischen dieser Staubgeburt, dem ersten Leben auf dem Planeten und der Ankunft des Menschen etliche Zwischenstationen. Die haben der Erde nicht nur 118 chemische Elemente von Actinium und Aluminium bis Zinn und Zirconium beschert. Durch erstaunliche, bis heute nicht völlig geklärte chemische Reaktionen entstanden organische Verbindungen und schließlich lebende Zellen, die sich vermehren konnten. Erst im Wasser, dann an Land. Zunächst und vor allem Kleinzeug. Einzeller. Bakterien. Algen. Irgendwann komplexe Kreaturen wie Dinosaurier, Mammuts, Affen und Menschen.

Alles fängt mit Staub an. Mit zermalmter Materie, die sich mal auflöst, mal wieder zusammenklumpt, lebendig wird, wieder abstirbt und zerbröselt.

Mehr Achtung und Beachtung scheinen angebracht. Der Staub hat unsere Welt geformt. Und er wird bis in alle Ewigkeit in Myriaden kleinster Partikel weiter wirbeln. In den Weiten des Alls schwebt er in interstellaren Wolken. In den Schlafzimmern der Menschen tanzt er durch Vorhangschlitze ins Licht. Allgegenwärtig auf jedem Kontinent. Klumpt zusammen, sammelt sich in tückisch schwer erreichbaren Ecken, erinnert daran, dass nach dem Aufstehen der Hausputz fällig ist.

So betrachtet ist Staub der Ur-Schmutz, aber er ist auch unser Ur-Ahn, unser entfernter Verwandter. Ohne ihn gäbe es uns nicht. Er begleitet uns von Anfang bis Ende. Wir haben gelernt, ihn zu bändigen mit unseren Erfindungen vom Staubwedel bis zur Pet-Power-Bürste, aber wir werden ihn nie ganz los. Es ist klug, sich mit ihm zu arrangieren. Und zwischen Scheuern und Wischen und Saugen darf man staunen über die Schöpfung, den Urknall, das Leben, die Sauberkeit und den Schmutz. Die modernsten Schmutzvarianten hat der Mensch selbst in die Welt gebracht. Nun sammeln sie sich an zwischen Himmel und Erde, als Weltraumschrott im All und als Mikroplastik im Meer.

Smuz – das, was nicht da sein sollte

Was also ist Schmutz heute? Gebräuchlich ist der Begriff *smuz* seit dem 15. Jahrhundert in der Bedeutung von „anhaftender Dreck, Schmiere, Fett", verwandt mit dem englischen Wort *smut* für „Schmutzfleck" und „Ruß"; auch die Wurzel *mu* für „feucht, modrig" ist enthalten.

Den Schmutz des 21. Jahrhunderts definiert der Duden abstrakter und ziemlich hilflos als „etwas, was irgendwo Unsauberkeit verursacht". Was das konkret sein mag, bleibt der eigenen Vorstellungskraft überlassen. Die rattert schnell los. Spinnweben, Wollmäuse, Blattläuse, Kakerlaken, Ungeziefer. Verkrustete Pfannenböden, Kalkränder, Zahn- und Urinstein, grüner Schleim, Matsch, Erbrochenes, Hundekot unter dem Schuh. Ein Ölfilm auf dem Wasser. Plastik im Meer. Schweißgeruch. Ein muffiger Raum mit ungemachten Betten. Der Gestank einer Fußgängerunterführung, die als Pissoir missbraucht wird. Verschimmeltes Brot, Rotwein- und Kaffeeflecken auf dem Teppich, überquellende Aschenbecher, Berge von ungespültem Geschirr, verklebt mit Pizza- und Getränkeresten. Ein verstopftes Klo. Übervolle Abfalleimer, Gerümpel am Straßenrand, Giftmüll, Atombrennstäbe ... Alles, was besser nicht da sein sollte.

Und dazu noch vieles, was man gar nicht sehen kann. Feinstaub, alle möglichen Gase wie Stickoxide aus Dieselmotoren, Bakterien.

Ärmel aufkrempeln und Gummihandschuhe bereitlegen, bitte! Wir schauen in den Spiegel und sehen: Wir sind gerüstet. Wer uns da entgegenblickt, ist Herrscher/in über etliche Armeen im Auftrag der Sauberkeit. Brigade 1:

Shampoo, Duschgel, Deo & Co. für den leiblichen Bedarf. Brigade 2: die Wasch- und Putzmittel-Trupps für Kleidung, Schuhe, Möbel, Kacheln, Böden, Teppiche, Geschirr, Besteck, Fenster. Brigade 3: Schwadronen von Bürsten, Lappen, Schrubbern, Pads, Schwämmen, Mikrofasertüchern. Brigade 4: die kilowattstarken Helfer wie Staubsauger, Wasch- und Spülmaschine ...

Wo anfangen? Überall!

Schmutz macht Gänsehautschlagzeilen. Die Signale scheinen eindeutig: 100 Millionen Bakterien tummeln sich auf jedem Quadratzentimeter Wischmoppoberfläche und 113 000 Millionen Bakterien auf 10 Quadratzentimeter Kühlschrank! 1,5 Millionen Milben lauern in einem Durchschnittsbett! 362 verschiedene Bakterienarten haben deutsche Wissenschaftler auf 14 gebrauchten Spülschwämmen entdeckt. Vor 45 giftigen Chemikalien im Hausstaub warnen amerikanische Studien und malen die möglichen Folgen aus: Krebs, Fettleibigkeit, Unfruchtbarkeit, Schilddrüsenerkrankungen.

Ketzerische Fragen drängen sich auf: Wenn sich auf dem Wischmopp schon Milliarden Bakterien drängeln, hat es dann Sinn, noch mehr zu wischen? Oder ist der Bakterienalarmismus vielleicht doch übertrieben? Er ist es. Die schönste wissenschaftliche Antwort darauf hat 2014 das Team um den niederländischen Mikrobiologen Remco Kort in seiner „Knutsch-Studie" geliefert. Danach tauschen bei einem 10-Sekunden-Zungenkuss im Durchschnitt 80 Millionen Bakterien die Wirte. Von anschließenden Gesundheitsproblemen war keine Rede.

Lassen wir die Milben erst einmal im Bett und die Bakterien im Kühlschrank. Ohne Einordnung sind große Zahlen wertlos. Als Grundregel bleibt die Lektion: Man sollte

Staubflusen nicht mit dem Löffel essen, nicht in Spül-schwämme beißen und keine Wischmopps küssen.

Um mehr zu erfahren, scheint es angebracht, die Schmutzarten etwas genauer unter die Lupe zu nehmen.

Ein paar Leitfragen können helfen: Wo kommt das alles her? Wie geht der Schmutz wieder weg? Wo bleibt er, wenn wir ihn aufgewischt, aufgefegt, aufgesaugt, weggewaschen, weggespült haben? Und: Wie gefährlich ist welcher Schmutz wann und wo?

Schmutz in der Luft

Luft ist unser Lebenselixier. Zu mehr als 99,9 Prozent besteht sie aus Stickstoff, Sauerstoff und dem Edelgas Argon. Im Promillebereich, der übrig bleibt, liegt der Teil, der bei der Schmutzerkundung interessiert: Es sind die sogenannten Aerosole, Schwebeteilchen, in denen sich Verunreinigungen in Form von Stäuben und Gasen verstecken. Sie umgeben uns ständig hautnah. Denn die sichtbaren Staubflusen, die sich im Licht zeigen und die wir mit Staubtüchern und Staubsaugern beherrschen wollen, sind nur der allergröbste Staubanteil im Cocktail der Atemluft. Die feineren Teilchen bilden ein unsichtbares Universum, das einem Miniaturchemiebaukasten ähnelt. Selbst wenn wir uns noch so eifrig um ihre Reduzierung bemühen, nehmen wir sie mit jedem Atemzug in uns auf. In einem Liter Luft finden sich Zigtausende Feinstaubpartikel, in Innenräumen häufig genauso viel wie in der Außenluft. Und ein Liter Luft entspricht gerade mal zwei Atemzügen.

Die gute Nachricht: Ein gesunder Körper toleriert eine Menge Staub. Eine ganze Kaskade von Schutzwällen sorgt dafür, dass er gar nicht erst dorthin kommt, wo er Schaden anrichten kann, oder dass er schnell wieder abtransportiert wird. Feine Härchen in der Nase. Die Schleimhäute im Rachenraum. Reflexe wie das Niesen und Husten. Dazu später mehr.

Zunächst ist es faszinierend, zu erfahren, woher all die Teilchen stammen, die unseren Nasen, unseren Lungen und unserer Haut im Haus und auf der Straße begegnen. Viele Partikel im Hausstaub produzieren wir unablässig selbst – weil wir leben und uns bewegen. Weil unsere Haut sich ständig erneuert, verlieren wir ziemlich unbemerkt ständig Hautschuppen. Und zwar reichlich viele: Schon beim normalen Gehen machen sich nach Schätzungen von Hygienekennern in jeder Minute 10 000 Hautschuppen selbstständig. Noch weit mehr sind es, wenn wir uns absichtlich vom Dreck befreien, beim Waschen, Duschen, Baden, Abtrocknen, Haarebürsten. Anderer Staub entsteht bei Luftverwirbelungen oder wenn bei Reibung von Feststoffen winzige Partikel abhandenkommen: Wenn wir ein Buch umblättern, ein Handy ans Ohr halten, einen Pullover ausschütteln, die Blumen in der Vase ordnen. Textilien sind ebenfalls begeisterte Staubproduzenten. Fasern aus der Kleidung, von Sofas, Sesseln und Teppichen steuern einen großen Teil in Innenräumen bei.

Draußen beleben vor allem Gewerbebetriebe und Verkehr die Luft – fast ein Fünftel des Gesamtstaubs in Städten stammt allein vom Reifenabrieb. Dafür sind nicht nur die Vollbremsungen verantwortlich, die sich sichtbar als schwarze Streifen auf dem Asphalt abzeichnen. Jede Beschleunigung, jede Unebenheit auf der Straße hinterlässt zierlichere unsichtbare Spuren.

Alle Verbrennungsprozesse setzen feste Stoffe wie Feinstaub, Ruß und Schwermetalle frei, dazu Partikel in Gasform: Kohlendioxid, Schwefeldioxid, Stickoxide. Zu den Verursachern im Nahbereich gehören Automotoren und Heizungen, aber auch Zigarettenrauch oder Kerzen. Aus höheren Sphären mischen sich weiter gereiste Partikel ein. Sie kommen vom Winde verweht zu uns, aus Auspuffrohren und Abgasen hoher Schornsteine. Die Betriebe, die Rohstoffe mithilfe von Energie in Wirtschaftswachstum verwandeln, entlassen die Reste, die den Filteranlagen entgehen, in die Luft: Lösemittel, Weichmacher, Kraftstoffe, Treibgase. Kraftwerke und Müllverbrennungsanlagen steuern einen eigenen Anteil bei.

Partikel aus der Natur bereichern den Luftcocktail mit einer eigenen Note. Mit Blütenstaub, Sporen und Duftstoffmolekülen aus Parks und Wiesen. Die Landwirtschaft trägt dazu bei mit Ammoniak aus Düngemitteln und Staub, der beim Pflügen, Säen, Ausbringen von Gülle oder Verspritzen von Unkrautvernichtungsmitteln in Mais-, Raps- und Spargelfeldern entsteht. Mikroorganismen und Methan bilden sich bei der unablässigen Zersetzung von Böden in Wäldern. Auch Gischt aus dem Meer macht sich selbstständig und trägt Algen und Bakterien weit ins Land hinein. Und bei verrückten Wetterlagen schafft es sogar exotischer Staub aus der Sahara bis nach Deutschland. Staub, den man in Hamburg atmet – ein Gruß aus Afrika! Wer weiß, vielleicht verirrt sich auch mal eine Prise feinst zerkrümelter Elbsand an die Elfenbeinküste.

Schmutz bleibt ungern, wo er ist

Liegt Schmutz in der Atemluft, kann man ihm kaum entgehen – wer an einer Hauptstraße wohnt oder als Pollenallergiker im Frühjahr im Park spazieren geht, wird das seufzend bestätigen. Trotzdem hätten wir Grund, dem Himmel zu danken, denn er verhält sich dem Atemwesen Mensch gegenüber ziemlich gnädig. Für die Schadstoffe, die wir mit unserer Art zu leben sorglos in die Luft pusten, gewährt er eine Art Strafnachlass. Die chemischen Reaktionen und Austauschprozesse in den atmosphärischen Schichten hoch über der Erde sind kompliziert. Teilchen reagieren miteinander, erzeugen neue Moleküle, die mal harmlos, mal schädlich sind und mal Richtung Boden, mal Richtung Weltraum abdriften. Im Endeffekt wirken sie segensreich, zum Beispiel, indem sie Wolken erzeugen, die reinigenden Regen schicken.

Wie schmutzig die Luft ohne Hilfe dieser Atmosphärenchemie wäre, hat das Umweltbundesamt berechnet. Was für eine Luft müssten wir atmen, wenn sich aller Dreck seit Beginn der Industrialisierung vor 200 Jahren in den bodennahen Luftschichten angereichert hätte? Das Ergebnis ist, dass die Atemluft überall auf der Welt „am ehesten der in London während der großen Smog-Katastrophe im Dezember 1952" entspräche.

Die war legendär und apokalyptisch. Sie entwickelte sich als Folge einer Inversionswetterlage, die am 5. Dezember begann. Kalte Luft breitete sich in Bodennähe aus, und alle fingen an zu heizen, damals mit Kohle. Dazu kamen Ruß und Rauch aus Fabrik- und Kraftwerkschornsteinen. Weil kein Wind wehte und die obere warme Luftschicht wie ein Deckel über der Stadt lag, blieb der hoch konzentrierte Smog über der Stadt gefangen und konnte nicht wie sonst ins Umland entweichen. Der schwefelhaltige Nebel wurde so dicht, dass Menschen ihre ausgestreckten Hände nicht mehr sehen konnten. Autofahrer verließen ihre Wagen, versuchten, sich zu Fuß durchzuschlagen, tasteten sich dabei an den Wänden entlang. Wenn sie es bis nach Hause geschafft hatten, sahen sie rußgeschwärzte Gesichter im Spiegel. Der Verkehr brach zusammen. Krankenwagen hatten keine Chance mehr, die Menschen in die Kliniken zu bringen. Von Husten und Atemnot geplagte Patienten versuchten die überlasteten Notaufnahmen zu Fuß zu erreichen. Nicht allen gelang es. Den Bestattern gingen die Särge aus.

Die Katastrophe, die nach Schätzungen 4000 bis 12 000 Todesopfer forderte und weitere hunderttausend Londoner in Panik versetzte und bei ihnen zu Atemnot führte, war ein Weckruf. Als Folge trat vier Jahre später der „Clean Air Act" in Kraft. In Deutschland trug Willy Brandt 1961 im deutschen Wahlkampf seine Vision vom „blauen Himmel über der Ruhr" vor. Millionen Tonnen von Asche und Ruß sanken damals aus ungezählten Hochöfen, Kraftwerken und Stahlkochereien ungefiltert aufs Ruhrgebiet. Heute haben sich brutale Smog-Ereignisse in die Großstädte Asiens verlagert. Wenn es dazu kommt, hilft nichts anderes, als auf Hilfe von oben zu warten: auf Regen und Wind. In London wehte er nach vier Tagen aus Südwest.

Unter dicker Luft nach Inversionswetterlagen haben bis heute besonders Städte in Kessellagen wie Stuttgart zu leiden. Anderswo durchmischen sich Luftschichten über Ballungsgebieten, in denen viel Schmutz anfällt, recht schnell. Und jeder Niederschlag „wäscht" die bodennahe

Luft. Er holt Staub und Schwebteilchen heraus und verteilt sie weiträumig auf alle Oberflächen, die sich anbieten: Straßen, Häuser, Dächer, Felder, Wälder, Flüsse, Seen. Mal vereinigen sich die Schmutzpartikel mit denjenigen im Boden und versickern dort oder bleiben haften, mal gelangen sie direkt oder über Umwege in Gewässer und von da aus irgendwann ins Meer.

Im normalen Alltag nehmen wir diese ständige Umlagerung der Schmutzpartikel kaum wahr. Wasser- und Bodenverschmutzung betreffen uns nicht so unmittelbar wie die der Luft. Dass Schmutz auch in Gewässern gefährlich ist, merken wir höchstens, wenn eine Algenblüte im Sommer den Sauerstoff aus einem Fluss holt oder Hygieneämter einen Badesee wegen Bakterien- oder Parasitenbefall sperren. Epidemien durch kontaminiertes Trinkwasser haben wir in Europa nicht mehr zu befürchten – aus dem Hahn kommt Wasser, dem wir vertrauen können. Die Zeiten, in denen die Elbe wegen Industrieeinleitungen aus Ostdeutschland als einer der dreckigsten Flüsse Europas galt oder die Sandoz-Katastrophe 1986 im Rhein ein Massenfischsterben verursachte, sind seit Jahrzehnten Geschichte.

Der Himmel hilft uns. Behörden kümmern sich. Grenzwerte bändigen den Schmutz. In dieser Situation passt es, darüber nachzusinnen: Wie gefährlich ist denn nun eigentlich welcher Schmutz wann und wo?

Relativitätstheorie der Hygiene

Hygienebeauftragte, Mikrobiologen und Umweltschützer würden darauf im Chor die Antwort geben: „Es kommt darauf an." Die Frage ist eindeutig ein Fall für eine spezielle Relativitätstheorie. Die ultimative Formel ist noch nicht gefunden. Aber wie bei Einstein sind Raum, Zeit und Betrachter die Schlüssel, um ihrer Essenz näherzukommen. Bei monströsem Unrat wie Atommüll oder Fässern mit Asbest oder Dioxin ist das Urteil noch einfach. Sie gehören zur Kategorie Schmutz der übelsten Sorte. Bei anderen Stoffen wird die Sache schnell schwammig.

Ob etwas wertvoll ist oder Abfall, ist eine Frage der Zeit, manchmal nur von Minuten. Das Essen im Sternerestaurant, das auf dem Teller übrig bleibt. Das Öl, das bei einem Unfall aus dem Tanker ins Meer oder aus der Pipeline durch einen Riss in den Boden leckt. Manchmal signalisieren Objekte selbst, in welche Kategorie sie gehören. Der im Kühlschrank vergessene Salatkopf und die vor Wochen angebrochene Sahne verraten durch Geruch und Farbe, dass sie zu essen keine gute Idee mehr wäre.

In der umgekehrten Situation ist der Schmutz von gestern der Schatz von morgen. Lange genug in der Erde, mutiert modriges Laub zu Erdgas. Uralte, aber seltene Knochen sind als Fossilien begehrt. Kohlenstaub lässt sich zu Diamanten pressen.

Auch der Raum entscheidet mit: Mist im Garten ist guter Dünger. Trägt man ihn mit den Schuhen ins Haus, sind seine Bestandteile so gefährlich oder ungefährlich wie die eigenen Ausscheidungen: im Klo und im Abfalleimer gut aufgehoben – auf einem Teppich, auf dem Babys krabbeln, und in der Nähe von Essgeschirr eher nicht.

Der Betrachter bringt seine eigenen Gewohnheiten, Vorlieben und genetischen Eigenheiten mit ins Spiel. Die Unterwäsche von gestern – gilt sie als fast noch frisch oder als unmöglich, sie noch ein zweites Mal zu tragen? Ist einmal Duschen pro Tag unverzichtbar oder reichen ein Bad pro Woche plus Katzenwäsche zwischendurch? Ist dreimal täglich Deo Pflicht oder verzichtet man ganz darauf, weil der Achselgeruch nicht so stark ist, dass er stört? Ist Hausputz einmal pro Woche oder pro Monat erforderlich? Benutzt man den Kaffeebecher vom Morgen nachmittags noch einmal? Ist es unhygienisch, am Weinglas der Freundin zu nippen? Oder an dem von Fremden? Ist Graffiti Street-Art oder Zeichen von Verslummung? Kann man Frühlingsduft in der Luft als Wonne genießen oder agiert er als Asthma-Auslöser?

Je kleiner die potenziellen Schmutzpartikel werden, desto schwieriger wird die Einordnung. Der Teil des Drecks, den man erst in starker Vergrößerung überhaupt zu Gesicht bekommt, ist das Terrain für Kenner. Zu den Zeiten der großen Bakteriologen wie Robert Koch und Louis Pasteur waren nur Keime bekannt, die mit den damaligen Mikroskopen zu erkennen waren und sich in Nährlösungen kultivieren ließen. Die Pioniere hatten die schlimmsten Krankheitserreger im Visier: die pathogenen, eindeutig „bösen" Keime, die Pest, Cholera, Tuberkulose und Typhus verursachen (siehe Kapitel 6).

Mehr als ein Jahrhundert später ist klar, dass die Bakterienflora in unserem Organismus vor allem lebenswichtige Funktionen erfüllt. Viele Details sind noch rätselhaft, doch Wissenschaftler haben neue technische Möglichkeiten, das große Ganze besser zu verstehen. Sie untersuchen unser „Mikrobiom", die Gesamtheit der Mikroorganismen, die in und auf dem Körper des Menschen leben. Es sind verdammt viele. Die oft genannte Zahl, dass der menschliche Körper zehnmal so viele Mikroorganismen wie Körperzellen enthält, ist zwar kürzlich nach unten korrigiert worden. Inzwischen liegt die Schätzung bei 39 Billionen Bakterien, was in etwa der Menge der körpereigenen Zellen entspricht. Bleibt die Frage: Welche dieser Partikel kann man als „Schmutz" bezeichnen? Auch hier mischt sich die Relativitätstheorie ein, das Urteil ist abhängig von Raum und Zeit. Die Gefühle des Betrachters für Bakterien, die segensreich für seine Verdauung sorgen, ändern sich, sobald sie auf dem WC ihre Exit-Strategie vollziehen. Es sei denn, der Betrachter ist Mikrobiologe.

Das Reich der Kleinstwesen ist trotz umfangreicher Forschung noch immer ein Mysterium: unsichtbar, unheimlich, angstbesetzt, verwirrend. Mikroben verhalten sich nicht wie Wesen in der für uns sichtbaren Welt. Sie vermehren sich rasend schnell, gehen ebenso schnell wieder ein, tauschen munter ihre Gene aus und sind in ständiger Interaktion miteinander. Auch diejenigen, die wir nicht im eigenen Körper tragen, sondern in der Umwelt treffen, beeinflussen uns. Und für deren Zahl reicht die Vorstellungskraft unserer 86 Milliarden Gehirnzellen nicht mehr aus. Jedes Gramm Erde enthält nach aktuellen Schätzungen mehr Mikroorganismen, als Menschen auf unserem Planeten leben. All das zu wissen, ist eine Kränkung für unseren Verstand und fordert Trotz heraus. Kein Wunder, dass das neue Wissen aus dem Biologielehrbuch weniger Fans hat als die einfache Lehre der Putzmittelwerbung: Keime sind Feinde, weg mit ihnen!

Stand der Forschung wäre, zu akzeptieren, dass Gut und Böse im Reich der Mikroorganismen eng beieinander liegen. Mikroben, die bei Gesunden ohne irgendwelche Probleme in der Nase siedeln, können dieselben Menschen das Leben kosten, wenn sie immungeschwächt sind und keine Arznei bekommen. Mikroorganismen aus derselben

Familie können heilende und krank machende Wirkung haben. Von Darmbakterienaktivität rührender Gestank in der Kloschüssel gilt als ekelhaft – igitt! Aber viele „probiotische" Keime sind ebenfalls Darmbakterien. Und wir bezahlen dafür, sie im Joghurt zu löffeln – wie gesund! Beim Schimmelpilzpelz über fauligem Obst heißt die korrekte Assoziation: Vorsicht, Giftgefahr! Bei den Pilzkulturen, die Roquefort schmackhaft machen, seufzen Gourmets wohlig: Lecker! Und zum Schluss lässt sich der Schimmel als medizinischer Glücksfall charakterisieren: Das Penicillin aus Schimmelpilzkulturen ist ein Gift, aber ein gutes, lebensrettendes Gift.

Orientierung an der Göttin Hygieia

In welcher Form auch immer Schmutz auftaucht – ob er sich als Staub auf dem Sofa niederlässt, als Müll auf der Straße wartet, sich als *Salmonella-Enteritidis*-Bakterium auf der Schale des Frühstückseis versteckt oder als Grippevirus aus dem Mund eines Niesers entweicht –, die Antwort darauf heißt: Hygiene. Der Begriff stammt aus der Antike. Damals hat sich die medizinische Kunst nicht nur mit Kranken und ihren Leiden beschäftigt. Die Ärzte wussten, wie wichtig es ist, sich auch um die Gesunden zu kümmern.

Dabei hilft seit 2500 Jahren als Schutzpatronin die griechische Göttin Hygieia. Sie ist Tochter von Asklepios, dem Gott der Heilkunst, und Epione, der Göttin der Schmerzlinderung. Ihre Schwester ist Panakeia, die Göttin der Kräuterkunde und Zauberei. Hygieia selbst ist für Gesunderhaltung und ganzheitliche Gesundheit zuständig. Und diese Begriffe bilden einen weiten Rahmen und eine gute Leitlinie für den Umgang mit Schmutz.

Die Deutsche Gesellschaft für Hygiene und Mikrobiologie definiert Hygiene bis heute als „Lehre von der Verhütung der Krankheiten und der Erhaltung, Förderung und Festigung der Gesundheit". Hygieias Arbeitsgebiet umfasst damit viel mehr als das einer obersten Putzfrau, die sich um Reinlichkeit kümmert. Im Vordergrund steht nicht ein Picobello-blitzblank-Ambiente, sondern eine Umgebung, die dem Wohlbefinden dient.

Man macht sich selten klar, dass sich auch Tiere und Pflanzen um diese Art von Hygiene kümmern. Auch sie sind bestrebt, ihre Gesundheit zu erhalten, zu fördern und zu festigen. Sie schaffen es erstaunlich gut – ganz ohne Seife und Shampoo.

2

VON TIEREN UND PFLANZEN LERNEN: KEINE ART, DIE HEUTE EXISTIERT, HÄTTE OHNE HYGIENETRICKS ÜBERLEBEN KÖNNEN

Staub und Krankheitskeime sind ärgerlich, aber sie sind gute Lehrer. Schmutz zwingt alle Lebewesen seit Urzeiten dazu, der Körperpflege sehr viel Zeit zu widmen – sie ist für das Überleben so wichtig wie Essen, Trinken und Sex. Von den im Lauf der Evolution entwickelten Hygienestrategien bei Tieren und Pflanzen ist viel zu lernen: Auch ganz ohne schwer abbaubare Chemikalien lassen sich Schmutz und Schadstoffe gut in Schach halten.

Natur, die sich selbst überlassen ist, erscheint auf den ersten Blick schmutzfrei. Ob welkes Laub, abgestorbene Bäume, aufgegebene Vogelnester oder Tierkadaver – für alle Abfälle stehen jede Menge spezialisierte Klein- und Kleinstwesen bereit, die ihren Lebenssinn darin finden, fremde Reste zu verzehren, zu verdauen, zu zersetzen. Tote Materie aus organischen Quellen verwandelt sich nicht in Problemmüll, sondern in Humus, in Boden und neues Leben. Die natürlichen Kreisläufe erscheinen als gigantisches Recyclingprojekt.

Allerdings bedeutet perfektes Recycling nicht automatisch eine saubere Welt. Die Natur hat ihre Bewohner schon immer vor große Aufgaben in puncto Reinlichkeit gestellt. Auch lange vor dem Auftritt des Menschen regneten bei Naturkatastrophen wie Vulkanausbrüchen gigantische Mengen von Lava, Staub und Asche auf Berge und Täler herab und verdreckten Ökosysteme samt dem Leben darin gründlich. Rauch- und Rußpartikel stammen nicht erst aus Kraftwerks- und Fabrikschloten, sondern auch aus Waldbränden nach Blitzeinschlägen. Schimmelpilze, Zecken, Läuse, Viren und Bakterien greifen nicht nur Menschen an, sondern so ziemlich alle Lebewesen.

Und die wehren sich dagegen wie wir – mit gründlicher Reinigung. Wenn es Schmutz in den Jahrmillionen vor unserer Zeit gar nicht gegeben hätte, warum sollten dann Tiere so enormen Aufwand treiben, um Haut, Fell, Federn und Sinnesorgane sauber zu halten? Die Antwort ist einfach. Ohne diese Prozeduren wären sie verloren. Survival of the fittest heißt auch: Überleben der Reinlichen. Keine Art, die heute existiert, wäre ohne angepasste Hygienetricks noch auf der Welt.

Leben bedeutet also, sich ständig mit Schmutz aller Art herumzuschlagen. Und dabei möglichst eine gute Figur abzugeben. Das gilt für Menschen mit Hygienebewusstsein und Putzmitteletat wie für Tiere in freier Natur.

Als Menschen des 21. Jahrhunderts nehmen wir die Aufgabe sehr ernst. Wir jonglieren mit einer Unzahl spezieller reinigender, pflegender und waschaktiver Substanzen, um uns selbst und unser Drumherum sauber zu halten. In Deutschland gibt die Kundschaft nach den aktuellen Angaben des Industrieverbands Körperpflege und Waschmittel IKW jährlich etwa 18 Milliarden Euro für Körperpflege und Putzmittel aus, Tendenz weiter steigend, die größten Posten betreffen mit jeweils 3 Milliarden Euro Haar- und Hautpflege.

Was tun andere Kreaturen, um ihre Schmutzprobleme zu lösen? Ihnen verspricht kein Werbeslogan Hilfsmittel für Nutri-Gloss-Luminizer-Glanz für den Pelz oder Urban-Skin-Frische mit Moisture Boost für die Gesichtspflege. Erstaunlich sauber sind sie trotzdem. Und die Patente der Natur sind genauso pfiffig, seltsam und lehrreich wie unsere eigenen.

Beispiel Natur – es geht auch ohne Seife

Tiere in der Wildnis treten unter erschwerten Bedingungen an. Sie leben ohne Shampoo und ohne Seife auf dem dreckigen Erdboden und in trüben Tümpeln. Umgeben von eigenen und fremden Exkrementen. Ohne Haustür, die man hinter sich zusperren kann, um den gröbsten

Dreck draußen zu lassen. Ohne Klospülung. Ohne Drogerie. Ohne Windeln für den Nachwuchs …

Warum sind Flamingos, die Tag für Tag im Morast stehen und waten, dann nicht schlammbraun statt rosa? Wie schaffen es Ameisen, sich vom Pollenstaub zu befreien, der auf sie niederrieselt? Wie halten Maulwürfe, die sich beim Schaufeln im Untergrund von Kopf bis Fuß mit Erde bewerfen, ihren seidigen Pelz sauber? Warum sind die Felle von Rehen und Wölfen und Löwen und Tigern nicht spätestens nach dem ersten Lebensmonat völlig dreckverklebt, zerzaust und verlaust?

Noch sind viele dieser Fragen untererforscht. Sex, Nachwuchsaufzucht, Revierverhalten, Konkurrenz, Fressen und Gefressenwerden, all das schien Zoologen lange attraktiver als die Untersuchung von Putz-, Scheuer- und Badegewohnheiten im Tierreich. Doch das Enträtseln der physikalischen und chemischen Geheimisse hinter den Sauberkeitsstrategien beflügelt inzwischen auch menschliche Kreativität. Deshalb steigt das Interesse daran, mit welchen selbst produzierten Lotionen Flamingos ihr Gefieder behandeln oder wie die „Effizienz der Fühler-Reiniger von *Camponotus rufifemur*-Ameisen" zustande kommt.

Menschen haben weder ein Gefieder noch Sinnesfühler am Kopf. Aber die Natur stellt uns eine ähnliche Aufgabe wie den Ameisen und Flamingos: für Sauberkeit zu sorgen, damit wir gesund bleiben. Schmutz lehrt uns Verbundenheit mit anderen Wesen. Es ist faszinierend, zu erkennen, wie ganz unterschiedliche Reinigungsverfahren und -mittel zum selben Ziel geführt haben. Die Evolution hat Putzgeräte und -chemikalien kreiert, die Biologen und Ingenieure staunen lassen. Ganz wie in unseren Haushalten sind auch in der Tierwelt Bürsten, Kämme, Wischmopps im Dienst, dazu antibakterielle und ätzende Putzmittel, nicht zu vergessen Imprägnierungen. All das stammt allerdings überwiegend aus körpereigener Produktion. Wenn das nicht ausreicht, kommt Reinigungspersonal ins Spiel, das – auch genau wie bei uns – aus Liebe oder gegen Honorar arbeitet.

Badekuren halten sauber – im Wasser, im Sand, im Schlamm

Es gibt im Internet ein faszinierendes BBC-Video von der mexikanischen Küste. Es zeigt eine große Gruppe von Teufelsrochen. Zuerst unter Wasser, dann erheben sich die ersten aus dem Ozean und springen meterhoch in die Luft, die breiten Flossen ausgebreitet wie Flügel. Mit einem lautstarken Bauchklatscher kommen sie wieder auf der Meeresoberfläche auf, tauchen erneut unter und wiederholen die akrobatische Übung. Manchmal zeigen sie sogar einen Salto, an dessen Ende sie mit dem Rücken aufs Meer klatschen. Warum tun die Fische das? Was nach purem Vergnügen aussieht, ist mit hoher Wahrscheinlichkeit Putzgymnastik. Die Rochen befreien sich beim Aufprall von Parasiten. Sie springen sich also sozusagen sauber. Dieselbe Methode ist auch von Koi-Karpfen in Zierteichen bekannt.

Wasser ist für Tiere wie für Menschen das Reinigungselixier Nummer eins. Eine Dusche im Regenschauer, ein Bad im Fluss, im See, im Wasserloch – die meisten Tiere lieben den Aufenthalt im Nassen. Amseln, Meisen und Spatzen reicht eine Pfütze, um hingebungsvoll zu plan-

schen und sich allein oder gegenseitig gekonnt so zu be-
spritzen, dass keine Feder unbenetzt bleibt.

Aber so wie unser Körper Seife als Waschzusatz schätzt,
schätzen auch die Tiere für eine ordentliche Reinigung
noch mehr als nur reines Wasser. Das beseitigt zwar ober-
flächlichen Schmutz, aber es reicht in der Regel nicht, um
Parasiten abzuwehren, die sich am Körper festgebissen haben. Gut, dass es noch andere Materialien gibt, in die man
den Körper eintunken kann. Eine Lösung heißt: Schmutz
mit Schmutz bekämpfen, Baden im Staub. Vögel, vom
Spatz bis zum Strauß, mögen ausgiebige Staubbäder. Sie
setzen sich in eine Erdkuhle und fächeln den Staub mit
Schnabel und Flügeln über das Gefieder. Damit befreien
sie sich von Milben, die ihnen zusetzen – der Staub ver-
stopft deren Atemwege, die Milben fallen ab.

Zäher Schlamm erscheint als Seifenersatz auf den ersten Blick weniger geeignet. Dickhäuter wie Elefanten, Nas-
hörner und Flusspferde beweisen das Gegenteil. Sie suhlen
und wälzen sich darin. Dann noch ein Sonnenbad – und
die verdreckte Kruste lässt sich samt Läusen und Zecken
abwerfen wie ein alter Mantel. Wildschweine, die sich
nicht auf heiße Wüstensonne verlassen können, scheuern
sich im Anschluss ans Schlammbad an Bäumen, um Parasiten loszuwerden.

Putz mir Pelz und Federn –
mit Kamm, Bürste, Mopp & Co.!

Bäder tun wohl, sind aber nicht überall möglich. Und
sie lösen nicht jedes Hygieneproblem. Raubkatzen zum

Beispiel haben zeitlebens eine Eigenheit, die bei Menschen meist auf das Baby- und Kleinkindalter beschränkt ist. Sie bekleckern sich bei den Mahlzeiten. Nicht mit Brei oder Spinat, sondern mit Blut. Was bei Löwe, Tiger & Co. dabei am Pelz kleben bleibt, schafft mehr als ein rein ästhetisches Problem. Gäbe es keinen Weg, die blutigen Spuren zu entfernen, würde der Gestank potenzielle Opfer warnen. Was tun? Wer Katzen im Haus hat, kennt die Lösung. Sie sind ausgiebig damit beschäftigt, sich das Fell zu putzen: Die Vorderpfoten beschäftigen sich mit dem Kopf, den Rest erledigt die Zunge. Das Putzgel stammt aus Do-it-yourself-Produktion: Spucke. Und die Zunge ist ein Meisterstück des Reinigungsgerätearsenals.

Schon Hauskatzenzungen sind so rau wie grobkörniges Sandpapier und erscheinen unter dem Mikroskop als Zackenlandschaft. Bei Tigern sind die Zacken, Papillen genannt, bis zu 5 Millimeter lang, scharf wie Dornen und als Widerhaken geformt. Beim Fressen dienen sie dazu, Fleischreste vom Knochen zu reißen. Ist das Mahl vorbei, fungieren diese Dornen wie Zähne eines Kamms. Die Zunge fährt damit durchs Fell, entwirrt es und nimmt dabei lose Haare und Fremdstoffe mit. Die Widerhaken transportieren sie in den Tigerrachen. Gleichzeig benetzt die Zunge das gereinigte Fell mit Speichel. Dessen Inhaltsstoffe sorgen dafür, dass der Pelz Wasser abweist und Bakterien abtötet.

Das Prinzip Kamm hat die Natur in diversen Variationen anzubieten. So wie wir uns mit den Fingernägeln kratzen, tun es andere Säugetiere mit Pranken und Krallen. Kormorane haben an einem Zeh hinter den Schwimmhäuten eine spezielle „Putzkralle", mit der sie sich an Kopf und Hals striegeln können. Maulwürfe kratzen sich mit ihren Grabschaufeln den Pelz glatt.

Bei Vögeln sind die Baderituale nur eine Ouvertüre zur erweiterten Putzorgie: der Prozedur, das Gefieder in Form zu bringen. Egal, ob winziger Zaunkönig oder hochbeiniger Flamingo – mit ihren Schnäbeln säubern Vögel ihre Federn. Bei Tausenden von Federn ist das zeitraubend. Bis zu ein Drittel des Tages verbringen zum Beispiel die Flamingos mit der Gefiederpflege: Vom Kiel bis zur Spitze wird jede einzelne Feder durch den Schnabel gezogen, der sie glättet, in Form bringt und gleichzeitig Fremdkörper entfernt.

Der Schnabel wirkt dabei wie eine flache Zange, mit der der Vogel Druck von oben und unten ausübt, während er die Federn durch die Öffnung zieht. Zusätzlich agieren einige Vögel mit einem körpereigenen Wischmopp: dem eigenen Hinterkopf. Der Teil des Rückens, den der Schnabel nicht gut erreichen kann, lässt sich mit den weichen Kopffedern sauber wischen.

Anschließend folgt noch die Imprägnierung. In der Bürzeldrüse oberhalb des Schwanzes bilden die meisten Vögel ein wasserabweisendes Sekret. Ein Druck mit dem Schnabel – und wie bei einer Tube quetscht sich eine Portion zum Einfetten heraus. Die Essenz wirkt wie Conditioner im Friseursalon, der das Haar nach dem Waschen schützt und glänzen lässt.

Nur mit Spezialmikroskopen sichtbar: die Trockenwaschanlage für Ameisenfühler

Die erstaunlichsten Kämmvariationen zeigen Tiere, die so klein sind, dass wir ihr Putzprogramm mit bloßem Auge nicht erfassen und verfolgen können: Insekten. Dass Fliegen, Kakerlaken und Ameisen einen „Putzapparat" an den Beinen mit sich führen, ist seit Langem bekannt. Wie komplex der Vorgang ist, haben Forscher der Universität Cambridge in England an Ameisen erst 2015 mit der oben erwähnten Studie herausgefunden.

Die zentralen Sinnesorgane sind bei Ameisen die beiden beweglichen empfindsamen Fühler am Kopf. In der Fachsprache der Biologen heißen sie Antennen, sie sind etwa so dünn wie ein menschliches Haar. Das Antennenpaar dient zur Orientierung im Nest; außerdem ist es fürs Riechen zuständig: Wo winkt die nächste Nahrungsquelle? Wo verläuft die Pheromonspur zurück ins Nest?

Verdrecken ihre Antennen, sind Ameisen hilflos. Und Material zum Verdrecken gibt es in ihrer Umwelt in Hülle und Fülle: Staub, Pollen, Sporen. In einem Video mit Makroaufnahmen und Zeitlupensequenzen zeigen die Forscher nun, was normalerweise im Millisekundenabstand mehrfach passiert. Das Ritual gleicht einer seltsamen Turnübung: Ein dünnes Ameisenbein und eine dünne Antenne bewegen sich aufeinander zu und treffen sich in der Luft. Die Antenne findet in einer Kerbe am Bein Halt. Mit einer Bewegung zum Boden zieht das Bein sie dann der Länge nach unten durch seine Miniaturputzvorrichtung. In der ultrakleinen Trockenwaschanlage kommt die Antenne dabei mit drei hintereinander angeordneten Putzstationen in Berührung: mit Borstenhärchen, Kammhärchen und Bürstenhärchen. Für „grobe" Schmutzpartikel über 20 Mikrometer sind die ersten zuständig, für mittelgroße (5 bis 20 Mikrometer) die zweiten, für noch winzigere die dritten. Alle Staubteilchen verfangen sich am Bein. In kurzen

Putzpausen führt die Ameise sie in einer weiteren Gymnastikübung hoch zu den Mundwerkzeugen.

Hat es eine praktische Bedeutung, Ameisen beim Fühlerputzen hinterherzuspionieren? Forschung in Miniaturstrukturen kann auch Technik im Großen bereichern, glauben die beteiligten Wissenschaftler. Sie wollen mit ihren Studien der Nanotechnologie neue Wege eröffnen. Dort hat man es, wie im Ameisenreich, mit winzigen empfindlichen Oberflächen zu tun, die sanfte Reinigung dringend nötig haben.

Putzen als Liebesdienst:
Lecken, Picken, Lausen

Was hilft, wenn die Natur keine spezielle Putzstation für die eigene Art vorgesehen hat? Oder wenn die eigene Zunge, der Schnabel, die Krallen nicht an die Stellen gelangen, die so verdreckt sind, dass es juckt? Zum Glück gibt es fremde Zungen, Schnäbel und Krallen, die Abhilfe leisten können. In der einfachen Form sind Tiere gleicher Art beteiligt. Pferde und Katzen lecken sich gern gegenseitig, Kaninchen genießen es, sich von anderen ausgiebig Kopf und Ohren belecken zu lassen. Vögel beknabbern sich.

Affen sind dafür berühmt, sich gegenseitig zu lausen, mit Hingabe und stundenlang. Unseren Primatenvorfahren bereitet die Suche nach blutsaugendem Ungeziefer im Pelz der Artgenossen offensichtliches Vergnügen. Finger greifen ins Fell der Partners, ziehen es sorgfältig auseinander, entfernen Verfilzungen und suchen nach Läusen oder

Zecken, um die Beute dann zu vertilgen. Der Anthropologe Robin Dunbar hat in einer berühmten Vergleichsstudie gezeigt, dass manche Affenarten ein Fünftel ihrer Zeit mit gegenseitiger Fellpflege verbringen.

Diese Gewohnheit geht weit über ein Reinigungsritual hinaus. Fellpflege ist für Affen gleichzeitig wichtige Schmusezeit und Beziehungspflege. Forscher vom Max-Planck-Institut für evolutionäre Anthropologie in Leipzig sind seit Jahren bei Schimpansen im Taï-Nationalpark in der Elfenbeinküste unterwegs, um genauer zu ergründen, was dabei eine Rolle spielt. Sie haben herausgefunden: Sorgsam führen die Primaten innerlich Buch, wer sie wie lange gelaust hat, um sich bei Gelegenheit zu revanchieren. Sie beobachten auch ihre Artgenossen genau und prüfen, welche Paare oder Gruppen sich gegenseitig lausen. Und sie reagieren durchaus eifersüchtig, wenn sich das Beziehungsgeflecht verändern könnte. Ergeben sich durch den Fellpflegekontakt enge Bindungen, die ihren eigenen Status in der Gruppe gefährden, stören sie das Geschehen.

Putzen als Lohnarbeit – du machst mich sauber, ich mach dich satt

Die ungewöhnlichsten Reinigungskontakte reichen über Artgrenzen hinweg. Der erste und schönste Bericht zum Thema Putzpersonal im Tierreich stammt aus dem alten Griechenland vom legendären „Vater der Geschichtsschreibung", Herodot. Er lebte im 5. Jahrhundert vor Christus. Ausgiebige Reisen führten ihn unter anderem nach Ägypten. Dort beschreibt er einen kleinen Vogel namens Trochilos, der scheinbar Selbstmörderisches tut. Er pickt im offenen Maul eines Krokodils herum. Doch das Krokodil schnappt nicht nach ihm, sondern lässt die Frechheit zu. Herodot weiß, dass Krokodile von Blutegeln im Maul gepeinigt werden. Er notiert, dass der Trochilos diese Blutegel verzehrt und beide Seiten profitieren: „Das nutzt dem Krokodil, das zufrieden ist und dafür sorgt, dass der Trochilos unversehrt bleibt."

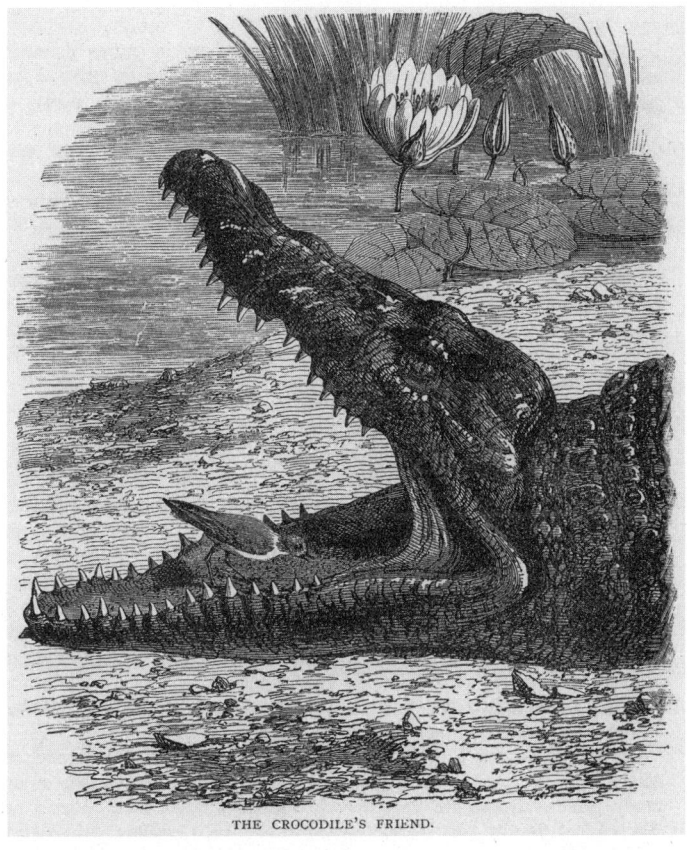

THE CROCODILE'S FRIEND.

Putzdienst in der Gefahrenzone – der Trochilos © Henry Scherren 1906

Herodots Trochilos ist ein kleiner Singvogel, der aufgrund der antiken Anekdote im Deutschen Krokodilwächter und auf Englisch „crocodile bird" heißt. Doch bis heute ist nicht klar, ob die Geschichte stimmt. Wer die Google-Bildersuche befragt, findet zwar aktuelle Fotos, die den hübschen kleinen Vogel im weit aufgerissenen Krokodilrachen zeigen. Seltsam ist nur, dass die Aufnahmen sich erstaunlich ähneln und es sich immer um denselben Vogel zu handeln scheint. Bei der Quellensuche folgt die Aufklärung im Kleingedruckten. Es handelt sich um eine „digitale Rekonstruktion des Mythos". Photoshop macht es möglich.

Ist Herodots Bericht rund um den Wagemut von Trochilos also nur Fake News aus der Antike? Vielleicht haben die Vögel ihr einstiges wagemutiges Verhalten inzwischen verlernt. Oder nervöse Krokodile haben doch zu oft zugeschnappt – in Ägypten ist der Vogel, anders als in den Nachbarländern, jedenfalls inzwischen ausgestorben.

Auch wenn Herodots Geschichte 2500 Jahre danach keinem Faktencheck mehr zugänglich ist: Bei vielen anderen Tierpartnerschaften ist das Prinzip „Putzen gegen Naturalien" bis in die Gegenwart gut dokumentiert. Madenhacker befreien mit ihren Schnäbeln Dickhäuter von Parasiten und füllen sich dabei den Magen. Kuhreiher und Stärlinge sind bei Büffeln, Zebras und Rinderherden aktiv.

Besonders zahlreich sind die Putzsymbiosen im Meer. Und hier gibt es wie in Herodots Beispiel Situationen, bei denen die kleinen Putzer statt als Reinigungskraft durchaus als Nahrung der großen Raubfische enden könnten. Kunden sind zum Beispiel Zackenbarsche, die regelrechte Warteschlangen vor „Putzstationen" im Korallenriff bilden, damit sich kleine Lippfische um ihre Parasiten kümmern.

Inzwischen hat es sich auch bei zweibeinigen Landlebewesen herumgesprochen, dass Putzkolonnen aus Gewässern Gutes tun können. „Fish Spa" heißen die Wellnessstudios, in denen Kunden und Kundinnen die Füße ins Aquarium stecken. 14 Zentimeter lange Fischchen der Art *Garra rufa*, auch Rötliche Saugbarbe oder Knabberfisch genannt, kommen angeschwommen, um sich über Hautschuppen und Hornhaut herzumachen. Sie sind ursprünglich in Süßwasserseen Anatoliens und im Nahen Osten heimisch. Von dort aus hat sich die Pediküre der ungewöhnlichen Art in Richtung Westeuropa verbreitet – ein leichtes, wohliges Zwacken bei den einen, eine leckere Mahlzeit für die anderen.

Ein ähnliches Zwacken empfinden vielleicht jene Vögel, die eine skurrile Säuberungstechnik entwickelt haben. Sie aktivieren Ameisen als „Putzmittel": Eichelhäher legen sich mit ausgebreiteten Flügeln auf den Ameisenhaufen und lassen sich von den Insekten, die ihr Volk vor dem vermeintlichen Eindringling beschützen wollen, mit Ameisensäure besprühen. Die „Dusche" hilft, Parasiten loszuwerden. Andere Vogelarten wie Amseln und Krähen picken aus demselben Grund einzelne Ameisen mit dem Schnabel auf und stecken sie sich zwischen die Federn.

Wie von Pharmafirmen erfunden – Naturheilmittel und Medikamente von und für Insekten

Staatenbildende Insekten wie Bienen, Ameisen und Termiten kennen dieselben Probleme wie Menschen, die dicht an dicht leben. Wo sich zigtausend Individuen auf engem

Raum drängeln, nimmt die Infektions- und Seuchengefahr zu. Als im 19. Jahrhundert mit der Industrialisierung die Städte wuchsen, traten in fast allen europäischen Großstädten Massenepidemien von Cholera, Typhus und Ruhr auf. Im Tierreich gibt es andere Seuchen, aber ähnliche Probleme. Als Abhilfe hat die Evolution Hygienestrategien entwickelt, die denen aus dem Labor von Mikrobiologen ähneln; Substanzen mit desinfizierender und antibiotischer Wirkung.

Eine Termitenart namens *Coptotermes formosanus* legt Köder aus, um mit Krankheitserregern fertigzuwerden: die eigenen Ausscheidungen. Der Kot lockt Bakterien an, die vor pathogenen Pilzen schützen. Ameisen der Spezies *Formica paralugubris*, Verwandte der Roten Waldameise, verteilen bis zu 20 Kilogramm getrocknetes Fichtenharz fein im Nest. Das Harz fungiert als natürliches Antibiotikum und hilft wirkungsvoll gegen ein Bakterium und einen Pilz, der die Ameisen bedroht.

Das am besten untersuchte Beispiel liefern Honigbienen, die im alten Ägypten schon drei Jahrtausende vor unserer Zeitrechnung kultiviert wurden. In Bienenstöcken herrschen Temperaturen von 35° Celsius bei hoher Luftfeuchtigkeit – eigentlich eine Einladung zur Ausbreitung von Krankheiten. Propolis heißt das erstaunliche Gegenmittel. Um dieses klebrige Kittharz zu erzeugen, bringen Arbeitsbienen von verletzter Rinde bestimmter Bäume – wie Birken, Pappeln, Ulmen oder Fichten – harzhaltiges Material mit. Im Stock vermischen sie es mit Pollen und Wachs. Noch etwas Speichel dazu, und die Wunderwaffe gegen Bakterien, Viren und Pilze ist fertig.

Vor der Eiablage werden die Waben mit einer ultrafeinen Schicht des desinfizierenden und antibiotischen

Wirkstoffs überzogen. Risse und Spalten lassen sich damit abdichten. Auch der Eingang zum Stock wird mit Propolis bestrichen – als eine Art Fußabtreter für die Bienen, die nach dem Ausschwärmen zurückkehren. Und schließlich dient Propolis auch als Waffe gegen Eindringlinge, die es in den Stock geschafft haben und zu groß sind, um sie mit gesammelter Bienenkraft wieder hinauszubugsieren. Sie gehen an den Bienenstichen zugrunde und werden sorgfältig rundum mit der klebrigen Substanz umhüllt und auf diese Weise einbalsamiert. So lassen sich sogar Schlangen und Mäuse direkt im Bienenstock mumifizieren. Die Fremdkörper ruhen im Propolis-Grab, ohne die Bienen durch Verwesungsgifte zu gefährden. Die alten Ägypter schauten sich die Technik ab und nutzten den Kittharz aus Bienenstöcken zum Einbalsamieren ihrer Toten.

Was tun mit dem, was gefährlich ist und was man anders nicht loswird? Eine dicke Decke drüber! Fast fühlt man sich heute bei diesem Rezept an den Sarkophag erinnert, der als 25 000 Tonnen schwere Hülle um den Atomreaktor Tschernobyl gebaut wurde, um die Menschheit vor seinem gefährlichen Strahlenmüll zu schützen.

Pieksauber mitten im Dreck – der Lotoseffekt

Die vielleicht verblüffendsten Effekte von „Natur-Reinheit" bringen Pflanzen zustande. Sie stehen in der Landschaft herum, umhüllt von all den Schadstoffen in der Luft, die dann beim nächsten Wolkenbruch auch noch mit den Regentropfen auf ihr Laub prasseln. Sie können nicht fliehen, wenn Bakterien, Schimmel und Läuse es auf sie abgesehen haben. Sie haben keine Arme, Schnäbel, Krallen, Zungen, um Parasiten loszuwerden. Wer oder was hält die Blüten und Blätter von Rosen und Gänseblümchen, Eichen und Apfelbäumen sauber?

Man kennt inzwischen vielfältige biochemische Kommunikationskanäle zwischen Pflanzen und ihrer Umgebung, die vor Parasiten und Krankheiten schützen. Und dann gibt es noch den Lotoseffekt, Schmutzabwehr durch Oberflächendesign. Die Lotospflanze wächst im Schlamm und wird in China als Symbol der Reinheit verehrt. Zu Recht. Die großen grünen, leicht gewellten Blätter lassen sich von Sumpf und Moder nicht beeindrucken. Sie scheinen nicht nass zu werden. Wasser samt Schmutz bildet ein paar Perlen auf der Oberfläche und rollt dann ab. Warum? Die Lösung des Rätsels fand ein deutscher Botaniker.

Je glatter eine Oberfläche, desto besser ist sie zu reinigen – so dachte man, bis Wilhelm Barthlott Lotosblätter in seinem Rasterelektronenmikroskop betrachtete. Dort zeigte sich die Blattoberfläche nicht glatt, sondern als Täler-Noppen-Gebilde. Die Noppen sind winzige Wachspapillen, deren Form und raffinierte Anordnung für die Fähigkeit des Blattes sorgt, Schmutz abzuweisen. Staubteilchen oder Pilzsporen finden zwischen Mikroberg und Mikrotal keinen Platz und liegen nur lose auf. Auch Wasser kann nicht in die Täler eindringen. Stattdessen formt es sich über dem Papillengebirge zur Kugel und nimmt die Schmutzpartikel auf. Fremdkörper wehrt der Lotos auf diese Weise automatisch und rein mechanisch ab; nicht einmal ein klebriger Honigtropfen kann sich halten. Den Effekt haben Biologen, nachdem sie ihn erkannt hatten, auch an vielen anderen Blättern nachgewiesen, zum Beispiel bei Kohl und Tulpen. Und im Tierreich findet man ihn an Libellen- und Schmetterlingsflügeln.

Mühe- und kostenlos reinigen wie der Lotos? Ein Traum der Hausfrau und ein Albtraum der Putzmittelhersteller. Tatsächlich hat Wilhelm Barthlotts Entdeckung Materialforscher inspiriert. In den 1990er-Jahren hat die Industrie angefangen, Oberflächen und Beschichtungen zu entwickeln, die Lotos & Co. nachahmen. Hersteller von Küchenschränken, Glasfassaden, Dachziegeln, Solarmodulen werben inzwischen regelmäßig mit der selbstreinigenden Kraft.

Putzen ist so wichtig wie Essen, Trinken und Sex

Schmutz fordert von allen Kreaturen kreative Lösungen. Er hat die Evolution dazu getrieben, faszinierende und verrückte Sauber-Zaubertricks in die Welt zu setzen. Er lässt mit sich handeln: Kein Problem, das Bad kann bis morgen warten. Ach nein, der Mantel muss doch noch gar nicht in die Reinigung. Wenn Schmutzränder und schlierige Fenster dann doch Dringlichkeit signalisieren, ist es eine kluge Idee, sich fröhlich in Erinnerung zu rufen: Sich selbst und seine Umgebung zu putzen, ist für alle Lebewesen so wichtig wie Essen, Trinken und Sex.

Es hilft auch, sich in jene Epochen hineinzuversetzen, in der es noch keine Waschmaschine und noch nicht einmal warmes Wasser aus der Leitung gab. Die weitaus längste Zeit unseres *Homo-sapiens*-Daseins waren wir Menschen ja wie Ameise, Tiger und Flamingo allein auf die von der

Natur bereitgestellten Putzmittel und -geräte angewiesen. Unsere Vorfahren wuschen sich mit kaltem Wasser. Benutzten wie Schimpansen ihre Finger, um oberflächliche Schmutzkrusten abzukratzen und Zecken oder Kopfläuse bei sich und anderen unschädlich zu machen. Hielten Exkremente von Nahrungsmitteln und Schlafstätten fern.

Die Menschheit hat die lange Epoche in der Wildnis überstanden. Wehrlos ausgeliefert war sie auch dieser Umgebung voller Krankheitskeime nicht. Unsere frühen Ahnen leckten ihre Wunden, ohne das antibakterielle Lysozym im Speichel zu kennen, das die Heilung fördert. Sie wurden krank, bekamen Fieber, schliefen und wurden anschließend häufig wieder gesund – ohne Ahnung von einer Supermacht namens Immunsystem, die Schmutz aller Art erkennen und abwehren kann. Von der genialen Erfindung dieser Körperabwehr, deren Anfänge Hunderte Millionen Jahre zurückreichen, wird in Kapitel 7 noch die Rede sein.

Der Blick auf die Anfänge lehrt Bescheidenheit. Er ist ein Anlass, die 18 Milliarden Euro etwas genauer unter die Lupe zu nehmen, die wir heute in Deutschland für Flaschen und Dosen und Sprays und Tuben zum Zweck der Reinigung ausgeben. Was hilft, was ist überflüssig oder sogar schädlich? Wie sahen die Wege und Irrwege vom ersten Seifenrezept bis zum intelligenten Geschirrspüler mit WLAN-Steuerung und beladungsoptimierter Spülprogramm-App aus? Kann und soll man den heutigen Gerätepark samt Dirt-Devil-Dampfbesen und Herzilein-Klobürste noch toppen?

3

WIE DER MENSCH (SICH) PUTZEN LERNTE. WEGE UND IRRWEGE IM REICH DER SAUBERKEIT

Von Seifenlauge zu Sagrotan, Weichspülern und Peelings mit Mikroplastik – die Körperpflege- und Reinigungskreationen von heute sind unüberschaubar. Die Risiken und Nebenwirkungen auch. Wir waschen, reinigen und putzen oft mit zu aggressiven Mitteln und in der Regel zu viel. Der Preis der falsch verstandenen Sauberkeit: Plastikstrudel im Meer und Stoffe mit Allergierisiko gefährden Umwelt, Gesundheit und Zukunft.

Ein optisches Merkmal unterscheidet uns Menschen von unseren Primatenvorfahren. Es ist für die Körperpflege- und Putzhistorie zentral: die unterhalb des Kopfes ziemlich nackte Haut. In welchen Etappen und wann genau unsere Gattung das Fell verloren hat, ist unklar. Die Ursprünge liegen nach den neuesten Erkenntnissen schon beim *Homo erectus*, der vor mehr als 1 Million Jahren gelebt hat.

Ein Effekt, den der Fellverlust der fernen Vorfahren mit sich bringt, sind neuartige Schweißdrüsen. Dass die später eine Deo-Industrie beflügeln würden, ist damals noch nicht abzusehen. Aber sie setzen eine Entwicklung in Gang, die nicht nur den Körper, sondern auch den Geist verändert und irgendwann auch für die Erfindung von Achselsprays und Deorollern gesorgt hat.

Schwitzen zu können hat für das Leben in freier Natur zentrale Bedeutung, weil der feuchte Schweiß die Körpertemperatur reguliert. Die Schweißmenge, die durch die Poren der menschlichen Haut treten kann, wenn es nötig wird, ist weit größer als bei Primaten mit Fell. Die Folgen sind weitreichend. Der menschliche Körper kann bis zu 12 Liter kühlenden Schweiß am Tag produzieren. Das erlaubt es den Frühmenschen, in der heißen Savanne weiter zu laufen als die bepelzten Vorgänger und den Kopf besser zu kühlen, was gut für die Hirnentwicklung ist.

All das setzt eine Kettenreaktion in Gang, die letztlich zum *Homo sapiens* der Moderne führt. Stationen sind die Ausdehnung des Lebensradius, der Zugang zu energiereicherer Nahrung, die Entwicklung eines größeren Gehirns. Daraus folgen im Lauf der Zeit die Werkzeugherstellung, der Ackerbau, die Viehzucht, die Sesshaftigkeit.

Mit den neuen Errungenschaften handeln sich die Menschen neben Vorteilen aber auch eine ganze Reihe Komplikationen ein; unter anderem Wasch- und Putzprobleme, die anderen Arten fremd sind. Eine nackte Existenz hat zwar Hygienevorteile, denn ein unbehaarter Körper lässt sich besser nach Ungeziefer à la Laus, Zecke, Egel absuchen. Andererseits bietet nackte Haut weniger Barrieren für Verletzungen, in die Schmutz und Keime eindringen können; außerdem fehlt der Kälteschutz, den ein eigenes Fell bietet. Und wer um sich herum ein Haus baut, um Regen, Sturm und andere Belästigungen draußen zu halten, wird im Inneren trotz allem weiter mit Schmutz zu kämpfen haben.

Putzen heißt nun:

- Körperpflege für die erste Schutzschicht – Haut und Haar,
- Wäschepflege für die zweite Schutzschicht, die wärmt und kleidet – die Textilien,
- Sorge für die häusliche Umgebung, die Sicherheit und Geborgenheit gewährleistet – Fußböden, Wände und Innenräume samt Möbeln, Haushaltsgegenständen, Teppichen und Toiletten.

Große Gehirne finden Lösungen.

Putzkosmos 1, der Körper: 13,6 Milliarden Euro für Sauberkeit von Kopf bis Fuß

Schmutz und Schweiß, die sich im 21. Jahrhundert auf menschlichen Körpern niederlassen, können sich über mangelnde Aufmerksamkeit nicht beklagen. Die Statistiken teilen den Kosmetikmarkt auf in Babypflege, Gesichtspflege, Haarpflege, Hautpflege, Fußpflege, Zahnpflege. Dazu kommen Seifen und synthetisch gewonnene Schäume, sogenannte Syndets, Bade- und Duschzusätze, Pre- und Aftershaves, Make-up, Deodorantien und Düfte. Gesamtumsatz in Deutschland: knapp 13,6 Milliarden Euro. Weltweit: 300 Milliarden Euro.

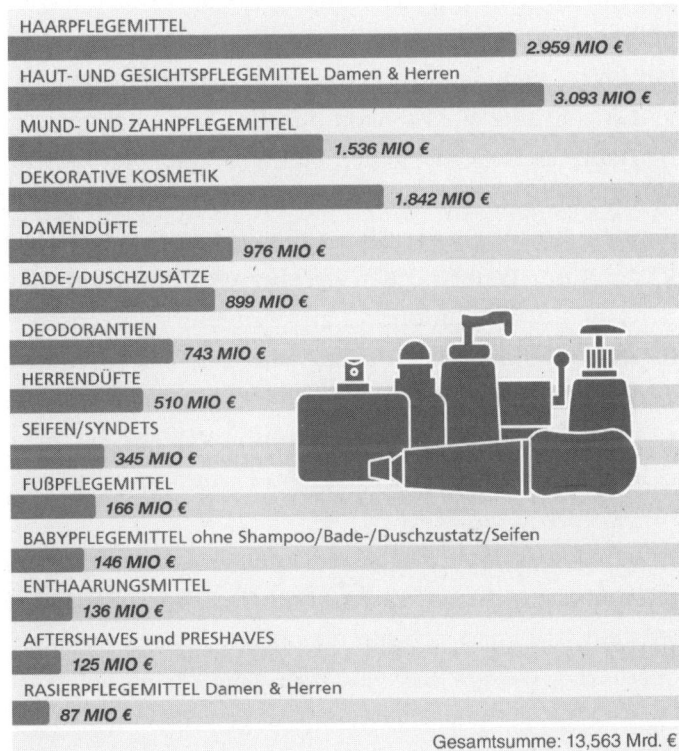

AUSGABEN FÜR KÖRPER- UND SCHÖNHEITSPFLEGE IN DEUTSCHLAND 2017

HAARPFLEGEMITTEL
2.959 MIO €

HAUT- UND GESICHTSPFLEGEMITTEL Damen & Herren
3.093 MIO €

MUND- UND ZAHNPFLEGEMITTEL
1.536 MIO €

DEKORATIVE KOSMETIK
1.842 MIO €

DAMENDÜFTE
976 MIO €

BADE-/DUSCHZUSÄTZE
899 MIO €

DEODORANTIEN
743 MIO €

HERRENDÜFTE
510 MIO €

SEIFEN/SYNDETS
345 MIO €

FUSSPFLEGEMITTEL
166 MIO €

BABYPFLEGEMITTEL ohne Shampoo/Bade-/Duschzustatz/Seifen
146 MIO €

ENTHAARUNGSMITTEL
136 MIO €

AFTERSHAVES und PRESHAVES
125 MIO €

RASIERPFLEGEMITTEL Damen & Herren
87 MIO €

Gesamtsumme: 13,563 Mrd. €

Quelle: Industrieverband Körperpflege- und Waschmittel e. V. (IKW), 2018

Dem Erfindungsreichtum, der sich der Körperhygiene widmet, scheinen keine Grenzen gesetzt. Eben kamen Cremes noch weiß aus Tiegel und Tube, plötzlich wird schwarz die Trendfarbe der Sauberkeit. Aktivkohle, die sonst in Filtern der Fabriken sitzt und Feinstaub anlockt, ist nun als „schwarze Wunderwaffe" für Haut, Haar und Gebiss im Angebot: Als Face Love Black-Panther-Maske, als Charcoal Clarifying Shampoo und als Gunpowder Toothy Tabs für saubere Zähne.

Mikroemulsionen, Macadamianussöl kaltgepresst, Epiliergeräte mit Mikroschwingungen – ständig ersinnen Chemiker, Pharmazeuten, Ingenieure und Marketingabteilungen neue Molekularstrukturen, neue Zutatenzubereitungen, neue Techniken und neue Versprechen.

Glücklicherweise ist all das nur Kür.

Denn die Haut macht den Menschen die Pflege eigentlich leicht. Sie lebt. Und sie agiert als eine Schutzschicht, die sich selbst versorgt. Sie ist die Grenze zwischen dem Ich und der Welt und der Außenposten des Immunsystems, den die Evolution in Jahrzehntausenden verfeinert hat. Wie raffiniert sie arbeitet, wird genauer vorgestellt, wo es um die Schmutzabwehr von innen geht. Vorher nur so viel: Die Haut kommuniziert mit uns. Wenn sie unzufrieden ist, meldet sie sich. Sie rötet sich, schuppt, juckt, riecht, entwickelt Pickel.

Solange sie das nicht tut, brauchen Gesichts- und Hautpflege nicht mehr als Wasser plus Seife. Die Lauge, die so entsteht, kümmert sich um die oberste Schicht der Hautoberfläche, die nur lose mit dem Körper verbunden ist. Dort siedelt ein Konglomerat aus abgestorbenen Hautzellen, Schweiß, fetthaltigem Talg samt einer Menge „guter" Bakterien, die buchstäblich als schützende Bodyguards im

Dienst sind. Dazu kommen Staub- und Schmutzpartikel sowie Mikroorganismen aus der Umwelt vom Duftmolekül bis zum Krankheitserreger.

Bei der Aufgabe, all das regelmäßig zu entfernen, helfen die Wirkstoffe in der Seife und anderen waschaktiven Substanzen, die Tenside. Der Begriff kommt vom lateinischen *tensio*, Spannung. Tenside haben beim Säubern einen Trick: Sie beeinflussen die Oberflächenspannung des Wassers. Zugleich schaffen es die Moleküle, fetthaltige Schmutzpartikel von der Hautoberfläche zu lösen, sodass das Wasser sie wegspülen kann.

Beim Benutzen fester Seife verändert sich dabei gleichzeitig die Chemie auf der Hautoberfläche: Der „Säureschutzmantel" wird kurzfristig gelüftet. Der sorgt normalerweise für einen pH-Wert der Haut von 4,8 bis 5,3 (leicht sauer). Der pH-Wert der Seife liegt bei 8 bis 11 (alkalisch). Während man die Hände wäscht oder den Körper einschäumt, erhöht sich also der pH-Wert auf der Haut. Der Waschvorgang zerstört dabei auch einen Teil der schützenden Bodyguard-Bakterien. Flüssigseifen und Syndets vermeiden den Anstieg des pH-Werts und reinigen die Haut trotzdem.

Im Hinblick auf die Gesundheit sehen Hautärzte kaum einen Unterschied zwischen den Varianten. Denn nach dem Abtrocknen normalisiert sich der Wert schnell wieder. Bedenklicher finden sie eher, dass Tenside immer auch körpereigene Fette mitwegspülen. Zum Ausgleich enthalten die Rezepturen deshalb oft rückfettende Substanzen. Doch die vom Körper selbst produzierten Fette sind individuell angepasst und durch die synthetischen nicht perfekt zu ersetzen.

Die richtige Haltung zur Körperpflege ist daher aus medizinischer Sicht Minimalismus. Seife sparen! Man braucht sie längst nicht so oft, wie man es gelernt hat. Für die Gesichtswäsche zum Beispiel gar nicht, reines Wasser reicht. Und beim Körpereinseifen? Da genügt es, sich auf die Stellen zu konzentrieren, wo sich Bakterien gern sammeln: unter den Achseln, im Genitalbereich, zwischen den Zehen und an den Fußsohlen.

Eine Übung mit Seife bleibt allerdings Pflicht. Und weil man es seit Kinderzeiten weiß und dennoch ab und zu vergisst, hier noch einmal mit Betonung:

Händewaschen ist wichtig! Vor und nach dem Essen, wenn man nach Hause kommt, nach dem Umgang mit rohem Fisch und Fleisch, nach der Gartenarbeit, nach dem WC-Gang. Hände sind die Körperteile, die oft Mund, Nase und Augen berühren und dabei Gelegenheit haben, „böse" Bakterien an Stellen zu verlagern, wo sie tiefer in den Körper eindringen können.

Und wie sinnvoll sind neue Rezepte zur Schmutzbekämpfung wie die Aktivkohle? Die Stiftung Warentest hat das Thema durchleuchtet und ist skeptisch. Aktivkohle mit ihrer großen Oberfläche kann Schadstoffe binden. Das sei zwar in Bereichen wie Kläranlagen interessant, wo sie als Wasserfilter zum Einsatz kommt. Ob sie auch in in der Haut überschüssigen Talg aufnehmen oder Zahnbeläge entfernen könne, sei „wissenschaftlich nicht belegt". Wer den Effekt trotzdem probieren wolle, dem raten die Warentester zum Do-it-yourself. Statt der teuren Fertigprodukte lassen sich zum Beispiel Masken und Peelings problemlos selbst anrühren – mit Kohletabletten aus der Apotheke, Gelatinepulver und Wasser.

Sich in seiner Haut wohlzufühlen, ist sprichwörtlich entscheidend für Selbstbewusstsein und gute Laune. Bei den Produkten aus der Statistik oben geht es deshalb um weit mehr als um Sauberkeit. Für die Hersteller bedeuten sie Milliardengeschäfte. Gut zu wissen, dass Gelassenheit geboten ist im Dschungel der unüberschaubaren Zahl der „Body Care"-Produkte, aber auch Misstrauen. Nicht nur beim Thema Aktivkohle hat die Stiftung Warentest entdeckt, dass etliche Produkte unter falscher Flagge segeln. Im Beispiel der angeblichen schwarzen Wunderwaffe gab es Produkte, bei denen im Kleingedruckten der Stoffliste nur von „CI 77276 Carbon black" die Rede war. Dann allerdings handelt es sich gar nicht um Aktivkohle, sondern um synthetischen Ruß, der nur für schwarze Farbe sorgt. Ein Trost: Egal, ob Original oder Fälschung – beides lässt sich mit Wasser wieder abwaschen.

Für das Thema Schmutz bleibt entscheidend, dass man die Haut betrachten kann wie eine Freundin. Sie sensibel und freundschaftlich zu behandeln, erfordert nicht viel Geld und kein Hygienewissenschaftsstudium, nur Aufmerksamkeit. Bei einer Freundin merkt man schnell, wenn etwas nicht so ist, wie es sein sollte. Dann ist es klug, sich zu kümmern. Weniger klug ist es, sich ständig und voreilig in ihre Angelegenheiten einzumischen.

Ein historischer Rückblick lehrt Entspannung. Körperpflege ist ein wesentlicher Teil der Kulturgeschichte. Die Moden und Methoden, mit denen unsere Vorfahren Schmutz abgewehrt haben, sind vielfältig. Sie zeigen: Die Menschheit ist robust. Sie hat auch Epochen überlebt, in denen man Fäkalien aus dem Fenster auf die Straße warf und wo das Waschen mit Wasser als Gefahr für die Gesundheit galt.

Geschichte der Körperpflege –
vom Strigilis über die Trockenwäsche
zur Seifenindustrie

Um sich selbst zu reinigen, haben frühe Hochkulturen den nackten Körper erst einmal seifenfrei mit reinem Wasser belohnt. Reste eines Badehauses, das 2500 Jahre vor Christus in Betrieb war, fanden sich im Industal im heutigen Pakistan. Den ersten Fortschritt bringt die höhere Temperatur. Thermalquellen und der Gebrauch des Feuers zur Wassererhitzung führen nach und nach zu einer luxuriösen Körperpflege, wie man sie bis heute hochhält und genießt: zu Warmwasserbad und Sauna. Legendär sind die Thermen in Rom, die ihren Ursprung im 3. Jahrhundert vor Christus haben und in den anschließenden Jahrhunderten immer prunkvoller werden. Die öffentlichen Badeanstalten sind mit Fresken und Mosaiken ausgestaltet und bieten Aufenthalt in drei Temperaturzonen. Sie sind für alle Römer da, aber nicht alle in Rom Lebenden können den Aufenthalt genießen: Sklaven sorgen für die Unterbodenheizung.

Hygiene in der römischen Antike – das heißt Wellness vom Feinsten. Neben und nach dem Bad gibt es Ruhe, Gymnastik und Sport, Gespräche, Gesellschaft. Männer und Frauen baden getrennt, die Männer nackt, die Frauen in einem bikiniähnlichen Zweiteiler. Für die Körperreinigung reibt man den Leib mit Öl ein und schabt dann mit einem „Strigilis", einem Metallschaber, Schmutz, Staub, Schweiß und Hautschuppen ab. Die wohl berühmtesten öffentlichen kostenlos zugänglichen Badepaläste sind die Caracalla-Thermen in Rom, fertiggestellt 216 nach Christus. Sie sind so groß wie zehn heutige große Fußballfelder,

110 000 Quadratmeter. Besuchern und Besucherinnen stehen 1600 Marmorsessel zur Verfügung.

Seife spielt in den Thermen noch keine Rolle. Dabei ist das erste Urrezept für eine seifenähnliche Substanz schon in einem Keilschriftdokument der Sumerer von 2500 vor Christus überliefert. Vermengt werden Pflanzenasche und Öl, dann wird das Gemisch gewässert; so entsteht eine Seifenlauge. Forscher vermuten, dass die frühe Seife zunächst nicht als Hilfsmittel gegen den Schmutz benutzt, sondern als Wundarznei auf Hautverletzungen gestrichen wird. In unseren Breiten dient sie am Anfang zunächst nur der Frisur. Der römische Naturkundler Plinius der Ältere beschreibt im 1. Jahrhundert nach Christus ein Produkt aus Buchenholzasche und Ziegentalg, das bei Galliern und Germanen Verwendung findet. Sie nutzen die Erfindung als Haarpomade. Erst 167 nach Christus schreibt der römische Arzt Galen, dass solche „sapo" auch dazu diene, Schmutz von Körpern und Kleidern zu entfernen.

Das deutsche Wort Seife lässt sich leicht auf Galens „sapo" zurückführen. Ähnliche Anklänge gibt es in vielen Sprachen des Morgen- und des Abendlands: türkisch „sabun", persisch „saboun", arabisch „saban", italienisch „sapone", französisch „savon", englisch „soap". Ihren globalen Siegeszug tritt die Seife dann ab dem 7. Jahrhundert von den Mittelmeerländern aus an. Im 12. Jahrhundert bringen die Kreuzfahrer Seifenkugeln aus Damaskus nach Hause, noch als kostbares kosmetisches Luxusgut. Im 14. Jahrhundert entstehen die ersten Seifensiederzünfte in Augsburg, Prag, Wien und Ulm. Ihr Gewerbe gehört nicht zu den feinsten Geschäften. Das Fett stammt von Tieren; die notwendige Erhitzung von

Tran, Talg und ausgekochten Knochen stinkt zum Himmel.

Im Mittelalter hat die Badekultur zunächst wieder Konjunktur. Es gibt öffentliche Badeanstalten, längst nicht mehr so pompös wie in Rom, aber beliebt und nicht prüde. Doch dann überziehen Seuchen Europa. Man interpretiert sie als Strafen des Himmels. Als verantwortlich für Pest und Cholera gilt Wasser. Es erweiche die Haut, öffne die Poren und schaffe, so glaubt man, den Seuchen damit Zugang ins Körperinnere. Es gilt als logische Folge, jeden Kontakt mit Wasser zu vermeiden und die Hautporen zu verstopfen.

Adieu, Seifenlauge, bonjour, Puder und Schminke! Die Zeit von Trockenwäsche und Parfüm bricht an. Das bedeutet, sich den Körper mit Textilien abzureiben und diese möglichst so oft zu wechseln, bis sie keine Spuren von Schmutz mehr enthalten. Und es bedeutet, den Eigengeruch durch durchdringendere Düfte aus der Parfümerie zu überdecken. Das schafft Traumbiotope für Parasiten. Als Schutz vor ihnen dienen Flohfallen, die man, mit Lockstoffen gefüllt, am Körper trägt. Und es gibt den Rat, Heringe mit ins Bett zu nehmen, weil ihr Gestank das Ungeziefer vertreibe.

Der französische Wissenschaftshistoriker Philippe Hartemann malt aus, wie es in den Hospitälern aussah, wo man „keine Mittel hatte, um sich trocken zu waschen … Es gab dort weder Bäder noch Badewannen. Urin und Exkremente flossen die Treppen hinab …"

Doch auch die Etappe der Trockenzeit geht vorbei. Wasser und Seife werden wieder geschätzt, die Herstellung wird intensiviert und optimiert. Wohlriechende Alternativen kommen aus Marseille, das bis heute berühmt ist für seine parfümierten Seifen. Den Fettanteil liefert Olivenöl, für den Duft sorgen die Lavendelfelder der Provence. Der „Sonnenkönig" Ludwig XIV. holt Seifensieder aus Genua nach Versailles, um mit den Zutaten aus der Provence eine staatliche Seifenproduktion aufzubauen. 1688 erlässt er ein Reinheitsgebot, nach dem Seife mindestens 72 Prozent Öl enthalten muss.

Seife dieser Qualität bleibt ein Luxus für wenige. Der erste Schritt für die industrielle Seifenproduktion kommt gut 100 Jahre später, fast zeitgleich mit der Französischen Revolution. 1791 entdeckt Nicolas Leblanc eine Methode, Soda synthetisch herzustellen. Es ersetzt die Pottasche, die zuvor mühsam aus Pflanzenteilen gewonnen werden musste. Im 19. Jahrhundert wird die Seife dann für fast jedermann erschwinglich. Die frühe Globalisierung bringt Kokosfett aus den Kolonien nach Europa und ersetzt teures Olivenöl. Und ab 1860 erlaubt ein neues Verfahren eine billige großtechnische Herstellung im Industriemaßstab.

„Sapo", „soap", „savon", „sapone", „sabun", „saboun", „saban" hat sich – nach mehr als 4000 Jahren – durchgesetzt. Und weiterentwickelt. Was als Seife mit dem Anspruch „möglichst sauber" begann, heißt heute bei Frauen: ewig schön, ewig straff, ewig jung. Und bei Männern: zu jeder Tag- und Nachtzeit chic und cool.

Angst vor Bakterien – das große Geschäft

Werber verstehen es, Verheißungen als Köder auszulegen. Ihr Geschäft ist das Spiel mit Sehnsüchten und

Ängsten, und die Kundinnen und Kunden spielen mit. Ist das schlimm? Oft nicht. Es schadet zwar dem Budget, aber nicht der Gesundheit, wenn man sich synthetischen Ruß auf den Körper schmiert und vergeblich auf Säuberung hofft. Oder wenn die Haut sich weigert, nach sieben Tagen so straff zu werden, wie das Präparat es vorsieht.

Aber in manchen Fällen schadet es doch. Wenn sich in Cremes, Shampoos oder Deos Chemikalien finden, die Allergierisiken bergen. Oder wenn sie Desinfektionsmittel enthalten und versprechen, „99,9 Prozent der Bakterien" zu entfernen.

Mit einem Verbraucherschützer einen Drogeriemarkt zu besuchen, ist ein Erlebnis. Tristan Jorde würde am liebsten manches für immer aus den Regalen räumen. Opfer wären zum Beispiel Listerine Zero, die nach Herstelleraussagen meistverkaufte Mundspülung. Oder das Sagrotan Desinfektionsgel Healthy Touch. Oder die antibakterielle Seife Palmolive Hygiene plus. Jorde ist Umweltreferent der Verbraucherzentrale Hamburg. Sein Wiener Dialekt mildert die Strenge, doch die Aussage ist klar: „Ein völliger Schwachsinn, so etwas zu benutzen. Man schädigt sich selbst und die Umwelt."

Bakterienangst zu schüren, gehört noch immer in die Trickkiste der Werbung. Es geht um mehr als Angst, es ist fast eine Phobie. Sie stammt aus dem 19. Jahrhundert und lebt fort. Beim Thema Desinfektion ist plötzlich vergessen, dass es Bakterien sind, die in Kläranlagen für sauberes Wasser sorgen. Und es scheint auch nicht ins Bewusstsein zu dringen, dass auf dem Frühstückstisch der probiotische Joghurt steht, der mit *Bifidobacterium animalis* oder *Lactobacillus rhamnosus* wirbt.

Inzwischen ist wissenschaftlich längst belegt, wie wichtig die Bakterienflora für den Körper des Menschen und sein direktes Umfeld ist (mehr dazu ab Kapitel 9). Desinfektionsmittel stören das Gleichgewicht dieser Flora. Im Krankenhaus ist es notwendig, dass sich Ärzte, Pfleger, Patienten und Besucher die Hände desinfizieren, um Bakterien nicht bei einer Berührung weiterzutragen. Aber das Zuhause ist kein Krankenhaus. Die natürliche Bakterienflora im privaten Umfeld ausmerzen zu wollen, ist kontraproduktiv.

Desinfektionsmittel im Haushalt sind grundsätzlich überflüssig! Seife reicht für die persönliche Hygiene völlig aus! Diese Erkenntnisse wiederholen nicht nur Verbraucherschützer wie ein Mantra. Die Einschätzung teilen das Umweltbundesamt, das Bundesinstitut für gesundheitlichen Verbraucherschutz und das Robert-Koch-Institut. Dennoch steigt vor allem der Umsatz von Handdesinfektionsprodukten drastisch an. 18,2 Millionen Euro waren es im Geschäftsjahr 2014/2015, zwei Jahre später 71 Prozent mehr: 31,2 Millionen Euro.

Warum? „Wir können noch so laut schreien, gegen die Marktmacht kommen wir nicht an", sagt Tristan Jorde. Er „schreit" dennoch, leise und hartnäckig. *Desinfektionsmittel, die die Welt nicht braucht*, heißt die Veröffentlichung seiner Verbraucherzentrale, die auf einer Liste 39 „überflüssige Desinfektionsmittel" versammelt. Handgels, Fußdeos, feuchte Tücher, Raumsprays, Allzweckreiniger.

Die Hersteller versuchen nicht, sich mit einstweiligen Verfügungen oder Klagen gegen solche Veröffentlichungen zu wehren. Sie wissen, dass sie Unrecht haben. Und sie vertrauen darauf, dass die Verbraucher es möglichst lange nicht merken. Wessen Hände durch die Desinfektion schuppig werden, dessen Schicksal verspricht doppelten Gewinn: durch Hautcremes, die ein Problem lösen, das die Hände nicht haben müssten.

Ein Beispiel dafür, wie lange ein besonders problematisches Desinfektionsmittel trotz Kritik und warnenden Studien im Handel erlaubt bleiben kann, ist Triclosan. Es ist ein antibakterielles Mittel, dessen Verbot Verbraucher-, Gesundheits- und Umweltschützer seit Jahren fordern. Bei Produzenten ist es beliebt, weil es Schweiß und Gerüche hemmt. Es kann dabei aber auch Kontaktallergien auslösen. Es ist in Kläranlagen nicht vollständig abbaubar und giftig für Wasserorganismen. In Laborversuchen hat es Bakterienresistenzen gegen Medikamentenwirkstoffe verursacht und in Tierversuchen das Hormonsystem geschädigt.

Was muss also noch passieren, um so ein Gift aus Drogerien und Apotheken zu verbannen? In einem Brandbrief haben mehr als 200 Wissenschaftler das weltweite Verbot von Triclosan in Kosmetika gefordert. Dass es ersetzbar ist, zeigen Naturkosmetika, in deren Zutatenliste der Wirkstoff nicht erlaubt ist. Für Körperlotionen und Fußpflegemittel zum Beispiel hat sich die EU zu einem Bann durchgerungen. Doch in Zahnpasta, Mundwasser, Gesichtspuder, Seifen und Duschgels bleibt es weiterhin erlaubt. Auch in Deosticks.

Irgendwann wird Triclosan auch in diesen Produkten aus den Regalen verschwinden. Und eine Weile später wird man darüber staunen, dass im 21. Jahrhundert viele Menschen ihre Haut mit Desinfektionsmitteln eingerieben und eingesprüht haben. Eine Praxis ohne Sinn und Verstand, so ungesund wie die Trockenwäsche ein paar Jahrhunderte zuvor.

Die Nase weiß mehr, wenn das Deo fehlt – vom Umgang mit Körpergerüchen und Sweaty T-Shirts

Körpergerüche sind ein eigenes Kapitel in den Mensch-Schmutz- und in den Mensch-Mensch-Beziehungen. Jeder Mensch hat seinen ganz persönlichen Körpergeruch – bis auf eineiige Zwillinge, die teilen sich denselben. Am charakteristischen Geruch wirken mehr als 150 unterschiedliche Bakterienstämme mit, genauer gesagt: die Stoffe, die sie ausscheiden. Einige davon sind beim Thema Schmutz relevant: die Thioalkohole. Sie sind dafür berüchtigt, unangenehme Gerüche zu befördern, und sie bilden sich besonders gern im Achselschweiß.

Diese Körperausdünstungen zu bekämpfen, ist die Spezialität der Deobranche. Es gibt drei Möglichkeiten:

- das Bremsen der Aktivität der Schweißdrüsen,
- das Überdecken des eigenen Geruchs mit einem angenehmeren,
- das Ausschalten der Auslöserbakterien.

Zu den Präparaten, die Schweißdrüsen an der Arbeit hindern, gehören Aluminiumsalze: Sie verstopfen die Hautporen. Es gibt dabei allerdings eine mögliche Nebenwirkung: Aluminium ist in hohen Dosen ein Nervengift und reichert sich auf Dauer im Körper an. Ob und für wen das gefährlich ist, darüber streiten sich, wie so oft, die Gelehrten. Auch hier gilt: Man muss das potenzielle Risiko nicht eingehen, es gibt alufreie Alternativen.

Die vielleicht noch wichtigere Frage ist, wie geruchs- und keimfrei wir leben wollen. Körperausdünstungen sind für die Nase längst nicht nur Dreck, sondern haben einen Zweck. Pflanzenblüten duften vor allem, weil sie ihre Bestäuber anziehen und betören wollen. Ganz ähnlich signalisiert der menschliche Körperduft Kontaktbedürfnis. Und das nicht zu jedem und zu jeder, sondern zu Personen, die zum eigenen Profil passen. Ob man jemand „nicht riechen" kann oder besonders gern riecht, ist kein Zufall. Der Eigengeruch ist ein biochemisches Matching-Argument, eine Art Tinder für die Nase.

Im Tierreich ist es erwiesen, dass Pheromone die Partnerwahl steuern. Sie sorgen dafür, dass sich Paare finden, die sich in vieler Hinsicht genetisch ähneln, aber in einer nicht: Der sogenannte MHC-Komplex in ihren Erbanlagen unterscheidet sich. Das heißt, dass ihr Immunsystem auf verschiedene Erreger reagiert. Der Nachwuchs hat so einen Vorteil – er erbt die Immungene von beiden Elternteilen und kann mehr Fremdkörper abwehren.

Dass das auch bei Menschen zutrifft, hat ein Schweizer Forscherteam mit dem „Sweaty T-Shirt-Experiment" herausgefunden. Seine Versuchsgruppe bestand aus 44 Studenten und 49 Studentinnen. Die Männer steuerten ihren Geruch bei. Sie trugen zwei Nächte lang ein Bio-Baumwoll-T-Shirt, um es mit dem eigenen Körperschweiß zu imprägnieren. Am Tag dazwischen wuschen sie sich mit geruchsneutraler Seife. Während des Tests herrschte für sie außerdem Tabak-, Alkohol- und Parfüm-Verbot. Am zweiten Morgen gaben sie das Shirt ab.

Dann waren die Frauen dran. Sie hatten zur Vorbereitung *Das Parfum* von Patrick Süskind zu lesen bekommen. Nun erschnüffelten sie die männlichen Pheromone ihrer Kommilitonen. Die T-Shirts steckten in Pappkartons, die mit Folie ausgekleidet waren. Eine dreieckige Öffnung bot der Nase Zugang zum jeweiligen Geruch. Jede Frau roch an sechs Kartons und bewertete sie.

Am Ende lief der Versuch auf dieselbe Erkenntnis heraus wie bei Mäusen: Die Frauen bevorzugten eindeutig den Geruch von männlichen Wesen, die einen anderen Immunstatus zu bieten hatten als sie selbst. Diese Bevorzugung ist gut für Widerstandskraft gegen Krankheiten. Zu viel Übertünchung des Eigengeruchs ist daher nicht klug.

Kann Deo Sünde sein? Die Frage bleibt offen. Vor ein paar Jahren veranstalteten Datingportale „Pheromon-Partys", um Singles Gelegenheit zu geben, IdealpartnerInnen zu erschnüffeln. Der Dresscode bestand aus drei Nächte lang verschwitzten T-Shirts. Doch die Idee hat sich nicht durchgesetzt.

Sauberkeit unter erschwerten Bedingungen – wie wenig Hygiene reicht gerade noch?

Eine andere Frage ist besser erforscht. Welche Signale gibt der Körper, wenn man ihm Pflege weitgehend verwehrt? Untersucht hat das eine Studie im Jahr 1966 in den USA. Ihr Titel: *Effekte von minimaler Körperpflege während längerer Einschließung.* Probanden waren 36 Freiwillige, junge Männer zwischen 21 und 28 Jahren. Das Experiment bestand darin, sie jeweils zu viert in einem engen Raum einzusperren und die Möglichkeiten persönlicher Hygiene auf nahe null zurückzufahren. Kein Bad, keine Dusche, keine Seife, kein Schwamm, nur feuchte Tücher für die Hände und das Gesicht. Keine Haarwäsche. Kein Bartschneiden, bis es unbedingt nötig war. Keine Zahncreme. Kein Wechsel der Bettwäsche und der Kleidung (nur die Schuhe durften nachts ausgezogen werden).

Wer denkt sich so etwas aus? Raumfahrtmediziner – es war die Epoche, in der die bemannten Raumflüge begannen. Im Einzelnen wurde deutlich, dass Bad und Dusche doch sehr sinnvolle Erfindungen sind. Zwar stellte der Entzug der Körperpflegemittel laut Studie „kein größeres Problem" dar. Der Gestank aber schon. Er war „in den Achseln, im Unterleib und an den Füßen" heftig und erreichte „vom 7. bis 10. Tag seinen Höhepunkt". Danach „legte sich die subjektive Reaktion auf den Geruch". Die objektive Verdreckung der Probanden nahm allerdings bedenklich zu. Ab Woche drei vermehrten sich Darmbakterien an Orten, wo sich nicht hingehören, vor allem in der Leistengegend und am Penis. Der beim Stuhlgang angeschnallte „Fäkalien-Kollektor" aus Plastik erhielt am Ende das Prädikat „verbesserungsbedürftig".

Auch die unterbliebenen Haarwäschen machten sich ab Tag 15 deutlich und unangenehm durch Schuppen und Jucken bemerkbar. Die Bärte fingen an zu kitzeln. Die Fingernägel wurden so lang, dass die Probanden die für sie vorgesehenen Arbeiten nicht erledigen konnten; ab diesem Zeitpunkt durfte geschnitten werden.

Der Versuch macht klar, in welch extremem Umfang der menschliche Körper Schmutzprobleme abfedern kann. Das Ergebnis des Experiments zur Minimalhygiene war: „Es ist ohne ernste Konsequenzen möglich, fünf bis sechs Wochen ganz auf Körperpflege und das Wechseln der Kleidung zu verzichten."

Sinnvoll ist es nicht. Wichtiger ist die Erkenntnis, dass der Körper im Alltag ganz anders tickt und ziemlich genau merkt, wann Hygiene nötig ist. So wie die Tiere im letzten Kapitel wissen, wann sie sich putzen müssen, erkennen unsere Sinne, wann wir uns „nicht mehr wohlfühlen in unserer Haut". Dann sehnen wir uns nach Dusche und Haarwäsche – lange bevor der Geruch unerträglich wird und die Kopfhaut juckt.

Putzkosmos 2: die Wäsche – weißer geht's nicht mehr, aber klüger

Nackte Haut braucht Schutz. Textilien sind die logische Folge dieser Tatsache. Unsere Vorfahren behalfen sich zunächst mit fremden Fellen. Als ältester Fund eines Kleidungsstücks gilt ein Umhang aus 400 Eichhörnchenfellstreifen in Italien, der 23 000 Jahre alt ist. Später erfand der Mensch das Flechten und Weben mit Flachs, Hanf und auch Gras. Die Ägypterinnen trugen schon 5000 Jahre vor Christus Gewänder aus feinstem Leinengewebe. Ötzi lief, bevor er zur Gletschermumie wurde, mit einer Jacke und Beinlingen aus Ziegenleder und einem aus Gras geflochtenen Regenmantel herum.

Wie die Ur-Italiener, die alten Ägypter und Ötzis Clan ihre Kleidung gepflegt haben, ist nicht überliefert. Über die Vorgänge im alten Rom wissen wir mehr. Dort gibt es zu vorchristlicher Zeit schon Wäschereien für Toga und Tunika. Sie nutzen unter anderem eine Waschsubstanz, die heutzutage skurril wirkt: Urin.

„Fullonicae" heißen die Walkereien, in denen der Urin seine Verwendung erfährt. Ruinen solcher großen altrömischen Waschanlagen sind in Rom, Ostia und

Pompeji erhalten. Die „Fullones" beschaffen den Rohstoff und füllen ihn in steinerne Bottiche. Dann wird die verschmutzte Kleidung darin gewalkt. Wandbilder zeigen Männer und Kinder mit nackten Beinen, die den Schmutz in der Brühe durch Muskelkraft aus der Kleidung treten. Das Gewerbe muss lukrativ gewesen sein. Kaiser Vespasian, der im ersten Jahrhundert nach Christus regiert, erhebt eine Steuer darauf und prägt dabei den berühmten Spruch: „Pecunia non olet" – Geld stinkt nicht.

Vom Wirkstoff her ist Urin eine Zutat wie aus dem Chemielehrbuch. Ein Liter enthält etwa 20 Gramm Harnstoff und ein halbes Gramm Ammoniak, das geeignet ist, Fett aus Textilien zu lösen. Die Firma Henkel gibt dem kostenlosen Flüssig-Persil-Vorgänger 2000 Jahre später auf ihrer Webseite gute Noten. Urin enthärte mit seinem Anteil an Phosphat und Zitronensäure das Wasser. „Wird das Waschgut in der Urinwaschlauge auch noch ausreichend mechanisch behandelt, schäumt die Lösung, besonders wenn der Urin an- bzw. ausgefault ist", heißt es.

In manchen Bereichen ist Harnstoff als Schmutzentferner bis heute präsent – unter Pseudonym. Das Produkt mit dem unverfänglichen Namen AdBlue, das Dieselmotoren von Stickoxiden befreien soll, besteht aus nichts anderem als Wasser plus 32,5 Prozent Harnstoff – gewonnen allerdings nicht aus biologischen Quellen, sondern aus Erdgas.

Der Wirtschaftszweig der Urinwalkereien hat nicht lange überlebt. Mit dem römischen Reich ist auch seine Bade- und Waschkultur zerfallen. Die Nachgeborenen erproben neue Wege der Textilhygiene. In den folgenden Jahrhunderten experimentieren sie mit allem Möglichen, was die Natur zu bieten hat. Kulturgeschichtliche Über-

blicke nennen unter anderem eine Pflanze, die den Bei-
namen Seifenkraut oder Waschwurz bekommt und eine
schäumende Flüssigkeit ergibt, wenn man Blätter und
Wurzeln kocht. Außerdem Rosskastanien- und Bohnen-
mehl, Kleie und Gerstensauerteig, Rüböl, Galläpfel, Tran,
dazu Rindergalle.

Mit der Industrialisierung setzen sich dann bei der Tex-
tilwäsche die gleichen Rezepte durch wie bei der Körperpflege: Seifenlauge und andere Tenside.

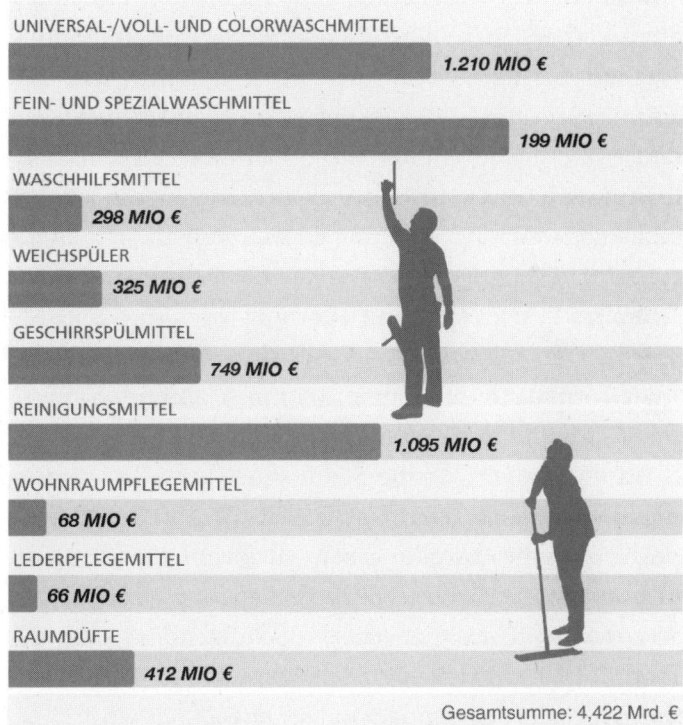

**AUSGABEN FÜR HAUSHALTSPFLEGE IN
DEUTSCHLAND 2017**

UNIVERSAL-/VOLL- UND COLORWASCHMITTEL
1.210 MIO €

FEIN- UND SPEZIALWASCHMITTEL
199 MIO €

WASCHHILFSMITTEL
298 MIO €

WEICHSPÜLER
325 MIO €

GESCHIRRSPÜLMITTEL
749 MIO €

REINIGUNGSMITTEL
1.095 MIO €

WOHNRAUMPFLEGEMITTEL
68 MIO €

LEDERPFLEGEMITTEL
66 MIO €

RAUMDÜFTE
412 MIO €

Gesamtsumme: 4,422 Mrd. €

Quelle: Industrieverband Körperpflege- und Waschmittel e. V. (IKW), 2018

Was wäscht, wenn es wäscht?

Textilien sind viel komplizierter vom Schmutz zu befreien als der Körper. Sie haben keine lebendige Oberfläche, die sich auch selbst aktiv gegen Dreckpartikel wehrt. Die Haut hilft beim Reinigen mit. Jeans und Tischtücher sind unkooperativ. Was geschieht, wenn beim Textilwaschen alles ideal läuft, zeigen Videoanimationen. Wie eine Armee dringen die Tensidmoleküle ins Wasser ein. Entscheidend ist ihr Molekülaufbau – dargestellt in Streichholzgestalt mit einem wasserfreundlichen Kopf auf der einen Seite und einem wasserabweisenden und fettfreundlichen Stiel auf der anderen. An den wasserfreundlichen Köpfen docken die Mitglieder der Antifleckenarmee an der Wasseroberfläche an und verringern die Oberflächenspannung. Dabei schieben sie sich zwischen die Wassermoleküle und stören deren Zusammenhalt. Die Stiele ragen in die Luft. In der Lauge selbst dringen weitere Komplizen zu Fasern und Schmutz vor. An der Grenze zwischen Schmutz und Faser gruppieren sie sich zu einer Formation: alle Stiele Richtung Schmutzpartikel, alle Köpfe Richtung Wasser!

So ummanteln sie die Schmutzteilchen und können sie raffiniert vom Textil lösen, weil die Anordnung eine elektrostatische Abstoßungsbewegung zum Wasser hin bewirkt. Von Garnisonen der Antifleckenarmee umhüllt und bewacht, bleiben die abgelösten Schmutzteilchen in der Lauge in einem Schwebezustand zurück und können mit klarem Wasser ausgespült werden. Mission accomplished. Die Flecken sind verschwunden.

Soweit die Theorie. In der Praxis gibt es viele schwer vorhersehbare Wechselwirkungen zwischen Flecken, Waschgut und Waschmittel, die den Idealfall problemloser Tensidaktivität torpedieren. Es gilt der Seufzer aus dem 386-seitigen, eng bedruckten Standardwerk *Waschmittel. Chemie, Umwelt, Nachhaltigkeit* von Günter Wagner. Da heißt es: „Schmutzhaftung und Schmutzablösung sind insgesamt sehr komplexe Vorgänge, die von vielen Faktoren beeinflusst werden." Zentrale Rollen spielen Dipolkräfte, Wasserstoffbrückenbindungen, Van-der-Waals-Kräfte, elektrostatische Aufladungen und Ionenbildung.

Für Nichtchemiker bestätigt sich die Erkenntnis: Schmutz scheint sich auf textilem Gewebe gern festzukrallen. Eigelb auf der Seidenbluse, Kirschflecken auf dem Angorapulli, Spinat auf dem Lätzchen, Wein auf dem Sakko, Olivenöl auf dem Tischtuch, Bratensauce auf der Serviette, Ruß auf der weißen Hose, Blut und Kotreste im Slip ... All dies bildet ein Mosaik von bunten Widrigkeiten, die plumpen Fleck-weg-Einsätzen häufig trotzen. Partikel klemmen in Faserhohlräumen fest und haften durch intermolekulare Wechselwirkungen, verhalten sich auf Baumwolle anders als auf Mohair, auf Polyamid anders als auf Leinen oder Viskose, in hartem Wasser anders als in weichem.

Aus Hausfrauenperspektive heißt das: Wer saubere Wäsche will, muss neben einer Waschmaschine und idealen Tensiden Hoffnung und Demut mitbringen.

Technischer ausgedrückt gilt der „Sinnersche Kreis", benannt nach dem Chemiker Herbert Sinner, der einst bei der Henkel AG Chefchemiker in der Waschmittelsparte war: Die Reinigung der Wäsche braucht danach:

- Chemie,
- Zeit,
- Temperatur und
- Mechanik.

Alle Komponenten sind immer nötig – aber in unterschiedlichen Proportionen. Ökoprogramme der Waschmaschine kommen mit weniger Waschmittel und Hitze aus, weil die Chemie länger einwirkt. Wer schnell waschen will, braucht mehr Energie.

Die Temperatur bei warmem Waschen stammt heute verkürzt gesagt aus der Steckdose, ebenso die Mechanik der motorgetriebenen Waschtrommel. Allerdings noch längst nicht überall. Während Handys weltweit eine Selbstverständlichkeit sind, haben nur 30 Prozent der Weltbevölkerung Zugang zu einer Waschmaschine. Für sie bedeutet die Mechanik beim Waschen nach wie vor anstrengende körperliche Arbeit.

Das war sie auch in unseren Breiten, bis sich Haushaltswaschmaschinen Anfang der 1960er-Jahre durchsetzten. Die Hitze kam vom Ofenfeuer und die Mechanik von den Muskeln der Wäscherinnen. Bärbel Kuhn hat in ihrem Buch *Haus Frauen Arbeit 1915–1965* Erfahrungsberichte gesammelt. Ein Waschtag begann schon am Vorabend oder am frühen Morgen mit dem Anheizen des Kohlekessels in der Waschküche. Kochwäsche wurde vorab in eine Brühe zum Einweichen getunkt und ausgewrungen, bevor sie zusammen mit dem Waschpulver in den Kessel kam und das Wasser zum Kochen gebracht wurde. Dann folgte der stundenlange Kraftakt im Laugendunst mit Gummischürze: Mit dem Stampfer bewegte man die Wäsche im Zuber hin und her, dann wurden die einzelnen Teile auf dem Tisch mit der Wurzelbürste abgebürstet. Am Schluss warteten Spülen, Auswringen und Aufhängen.

In den Ländern der Welt, wo viele Waschmaschinen stehen, gelten ausgefeilte Regeln und Qualitätskriterien wie die Norm DIN EN 60456. Es gibt Prüfungen für Energieeffizienz, Hygiene und Performance. Hersteller müssen beweisen, dass ihre Geräte funktionieren – ohne zu lecken, ohne Schäume auszuspeien und ohne durchs Bad zu tanzen oder zu explodieren. Das kann (selten, aber immer wieder) passieren. Im Innern wirken besonders im Schleudergang ziemlich starke Kräfte.

Maschinen und Waschmittel müssen außerdem vor allem beweisen, dass sie wirklich leisten, was sie versprechen: schmutzige Wäsche sauber zu entlassen. Die Testzutaten liefert Swissatest aus St. Gallen, weltweit gefragter Hersteller für standardisierten Schmutz. Der Internetauftritt verspricht „Anschmutzungen auf höchstem Niveau". Dort gibt es „Wollgewebe mit Ruß-/Olivenöl-Anschmutzung" oder „Baumwoll-Jeans, Indigo/Sulfurschwarz mit Hautfett/Pigment". Oder mit Artikelnummer 102 gleich 15 Flecken auf einmal: Make-up, Curry, Rotwein, Tomatensauce, Blut, Schokodessert, Erde, Tee, Betacarotin, Gras, Fett / rot eingefärbt, Baby-Food, Tonerde, Butter, Motorenöl.

Zu den ausgewählten Lieferanten von Firmenchef Daniel Fäh gehört ein Winzer in Spanien, der jährlich mehrere Tausend Liter ziemlich teuren Rotwein in die Schweiz schickt. Der dient nicht für die Auflockerung bei Kundengesprächen, sondern auch um besonders hartnäckige Flecken zu produzieren. Eine synthetische Alkoholalternative kommt nicht infrage; perfekt schmutzt nur gealterter echter Wein mit seiner Kombination aus 300 Inhaltsstoffen.

Waschmittelkompositionen – Entkalken, Entflecken, Entgrauen

Seifenlaugenrezepte früherer Zeiten würden die Ansprüche von DIN EN 60456 und der Kundschaft von heute wohl nicht mehr erfüllen. Was mittlerweile in Pulver, Tabs, Megaperls und Flüssigwaschmitteln steckt, sind ausgeklügelte Rezepturen.

- **Enthärter** fangen Kalzium- und Magnesium-Ionen aus dem Wasser und verhindern Kalkablagerung und Grauschleier.
- **Bleichmittel** pusten Sauerstoff in die Lauge, vertreiben Gerüche und hellen die Farben auf. Ohne sie wären Tenside hilflos gegen Farbstoffe, die eine besonders feste Verbindung mit Fasern eingehen. Das sind neben Wein zum Beispiel Gerbstoffe im Tee und Huminsäure im Kaffee, die gelben Curcumafarbstoffe in Currys oder das Betanidin der roten Bete, aber auch synthetische Farbstoffe wie in Tinten und Filzstiften. Früher bleichte man Wäschestücke durch Ausbreiten auf dem Rasen; die UV-Strahlung der Sonne sorgte für den notwendigen Sauerstoff, der als Oxidationsmittel diente. Heute bewirken Bleichmittel wie Natriumpercarbonat den Effekt schon beim Waschen. Sie sind fähig, die chemische Struktur der Farbstoffe zu zerstören. Durch ihre Oxidationswirkung töten die Bleichmittel außerdem Bakterien und Mikroorganismen in der Wäsche ab.
- **Bleichaktivatoren** lassen Bleichmittel, die normalerweise erst bei Temperaturen über 60 °C zur Geltung kommen würden, auch bei geringeren Temperaturen wirksam werden.

- **Enzyme** wie Amylase und Protease rücken Flecken zuleibe, die aus Protein- und Stärkeresten bestehen. Vor allem, wenn sie nicht gleich ausgewaschen werden, bilden Blut oder Bratensauce Flecken, gegen die Tenside ohne Enzyme machtlos sind. Enzyme können die Stärke- und Eiweißmoleküle in kleinere Teile spalten, die sich auswaschen lassen.
- **Vergrauungsinhibitoren** sorgen dafür, dass sich der Kalk im Wasser nicht wieder auf den Textilien breitmacht.
- **Optische Aufheller** lassen die Wäsche weißer erscheinen und halten den „Gilb" fern. Sie gehören in die Magierkiste der Waschmittelhersteller. Erkennen kann man den Effekt, wenn man Colorwaschmittellösung und Vollwaschmittellösung unter UV-Licht hält. Die erste fluoresziert kaum, die andere stark. Aufheller zerstören vorhandene Farbstoffe also nicht wie Bleichmittel, sondern fügen neue Farbstoffe mit Fluoreszenzeffekt hinzu. Sie wandeln dabei unsichtbare Ultraviolettstrahlen in sichtbares blaues Licht um, das den Stoff heller wirken lässt.

Die Schattenseite der Hygiene: Wer es sauber haben will, erzeugt Schmutz

Waschen, Duschen, Baden, Cremen, Zähneputzen, Schminken, Abschminken, Rasieren, Shampoonieren halten den Körper sauber, gesund und schön. Waschgänge bei 20 °C, 30 °C, 40 °C, 60 °C, 90 °C machen die gebrauchten Utensilien aus dem Kleiderschrank wieder fit und chic für den nächsten Einsatz. Um die besten Plätze an der Pflegefront konkurriert eine unüberschaubare Zahl von Hilfsmitteln.

Und die wichtigste Waschzutat? Die hat sich seit den Anfängen der menschlichen Existenz nicht verändert. Heute fließt sie temperiert und komfortabel aus stilvollen Armaturen: H_2O, das Wasser. Es spült den Schmutz von Haut, Haar und Stoff, schwemmt ihn als verdünnte Brühe fort.

Eines macht man sich selten klar, wenn man den Wasserhahn aufdreht. Waschen und Putzen heißt immer auch, Schmutz neu zu verteilen. Wer viel wäscht, befreit sich vom eigenen Dreck – und gibt die Reste samt einer satten Dosis Chemie an die Gemeinschaft weiter. Die 630 000 Tonnen Waschmittel, die in Deutschland hartnäckige Flecken austreiben, gelangen direkt aus der Waschmaschine ins Abwasser. Die 220 000 Tonnen Weichspüler, die zusätzlich dafür sorgen, dass die Wäsche sich kuschelig anfühlt, bleiben zunächst auf den Textilien, um diese Funktion zu erfüllen, werden aber bei der nächsten Wäsche abgespült und durch neuen Weichspüler ersetzt. Auch all die Chemikalien, die hinter der Werbepoesie vom „maritimen Duft mit grüner Ozeankopfnote", dem „Aktiv Gel Frische-Kick" oder der „Kalt-aktiv Leuchtkraft-Formel" stecken, finden sich irgendwann in den Abflussrohren wieder.

Es gibt Gesetze, die versuchen, die Folgen zu bändigen, und es gibt Technik, die dabei hilft. Die waschaktiven Substanzen selbst müssen biologisch abbaubar sein. In Kläranlagen dienen sie spezialisierten Bakterien als Nahrungsgrundlage. Die zersetzen sie. Klärschlamm bleibt übrig. Für die Weichspüler gilt der natürliche Abbau nicht im selben Maß. Sie enthalten Duftstoffe und andere problematische Substanzen, die bisher keine gesetzlichen Vorgaben erfüllen müssen.

Das „Forum Waschen" ist eine Initiative für Nachhaltigkeit im Wasch- und Putzmittelsektor, die solche Themen behandelt, bisher allerdings ohne lautes Echo. Vielleicht kommt eine Zeit, in der Warnungen vor den Nebenwirkungen des Wäschewaschens auf den Waschmittelpackungen stehen müssen wie heute schon für das Rauchen auf den Zigarettenpäckchen. Für Duftstoffe zum Beispiel. Ihr Einsatz ist in den letzten Jahren kontinierlich gestiegen. Das ist nicht nur für Allergiker ungesund. Duftende Chemikalien (zum Beispiel synthetische Moschusverbindungen) bergen Gefahren, denn Kläranlagen bauen sie nicht ab und sie können sich deshalb in der Umwelt anreichern.

Warum also braucht man in Deutschland Unmengen Weichspüler und andere Waschhilfsmittel, die solche Stoffe häufig enthalten? Für die Sauberkeit selbst sind sie nicht nötig. Und wenn die Chemikalien darin wirklich bei jeder Berührung Aromen freisetzen, „die Ihre Sinne mit einer spontanen Duftexplosion … beleben", wie es die Werbung verspricht, klingt das fast bedrohlich. Sie öfter mal wegzulassen, ist eine einfache Übung, um den Umweltschmutz, der durch Sauberkeit entsteht, zu verringern. Wer sie trotzdem liebt: Bitte nur bei den Waschgängen nutzen, wo man den Kuschelfaktor nicht entbehren mag.

Verbraucherschützer bekämpfen noch andere Wasch- und Hilfsmittel, „die die Welt nicht braucht": zum Beispiel Spezialwaschmittel für Schwarzes oder für Jeans. Es handelt sich um neue Namen im alten Gewand; die Rezepturen ähneln stark Color- oder Feinwaschmitteln. Der Griff zu solchen zusätzlichen Mitteln ist überflüssig.

Der einfachste Waschtrick schafft Umweltentlastung ohne jede gefühlte Komforteinbuße. Es ist die richtige Dosierung. Waschmittel sind inzwischen so raffiniert, dass sie im Durchschnitt für denselben Sauberkeitseffekt weniger als die Hälfte der Menge früherer Zeiten brauchen. 1994 waren im Durchschnitt 160 Gramm pro Maschinenladung empfohlen, heute sind es rund 70 Gramm. Der Pro-Kopf-Verbrauch an Waschmittel hätte parallel dazu also um mehr als 50 Prozent sinken können. Es waren aber weniger als 10 Prozent – von 8 auf 7,3 Kilogramm pro Jahr. Auch wenn man einbezieht, dass häufiger gewaschen wird, ist da reichlich Spielraum für sparsameres Verhalten, das sich für uns selbst und die Umwelt auszahlt.

Auf indirekte Weise lässt sich Schmutz auch verhindern, wenn man bei niedrigen Temperaturen wäscht. Das spart Energie, und da die immer noch zu einem großen Teil aus fossilen Quellen stammt, bedeutet Energiesparen immer auch sauberere Luft. Für Hygiene und guten Geruch der Textilien reicht es aus, einmal pro Monat mit 60 °C zu waschen. Dafür sollte man bleichhaltiges Waschmittel verwenden; die Bleiche verhindert sogenannte Biofilme in der Maschine, Zusammenballungen von Bakterien, die schlechte Gerüche erzeugen können.

Putzkosmos 3: Das Haus und alles, was drin ist – Möbel, Teppiche, Geschirr und mehr

Statistiken regen die Fantasie an und werfen Fragen auf. Wenn man die Zahlen der Wasch- und Putzmitteltabelle studiert, lernt man, dass die Deutschen für Bad-, WC-, Sanitär-, Glas-, Fenster-, Haushalts-, Rohr-, Fußboden- und alle möglichen weiteren Reinigungsmittel gut eine Milliarde Euro ausgeben. Das ist viel Geld, aber es sind 441 Millionen Euro weniger, als wir uns Mundwässer und Zahnpflegemittel kosten lassen.

Warum ist das so? Selbst in einer kleinen Einzimmerwohnung muss so viel mehr Raum geputzt werden als im größten Mund. Dazu kommt noch der Putzbedarf für all die Ausstattungsgegenstände, mit denen wir uns umgeben. Andererseits putzen wir die Zähne in der Regel häufiger als die Wohnung. Dafür dauert es aber nicht so lange. Die Frage gehört zu denen, auf die niemand eine überzeugende Antwort hat. Eine Lösung des Rätsels liegt wohl in der Schmutzzusammensetzung. Beim Hausputz ist viel Staub im Spiel. Und um ihn zu beseitigen, hat sich ein archaisches und billiges Hilfsgerät bewährt, das ganz ohne zusätzliche Drogerieausgaben funktioniert: der Besen, in der Moderne ergänzt durch den Staubsauger. Beide stehen für eine einfache und genügsame technische Raffinesse, die eine nähere Würdigung verdient.

Die nötigen Einzelteile für das Kehren zusammenzufügen, lernen die Menschen der Vorzeit schnell. Es reichen geschickte Hände und ein guter Blick dafür, was um die Hütte herum wächst, gedeiht und sowohl struppig als auch biegsam ist. Ein Ast als Stiel, dazu Reisig, Stroh und Borsten aus Tierhaaren – fertig ist der Besen. Es müssen nicht Elefanten- oder Gnuschwanzbesen sein wie bei den Massai, fürs Grobe reichen Birkenzweige und Rosshaare.

Fegen und Staubwischen heißt allerdings nur, den Dreck von einem Ort, wo man ihn nicht haben will, an einen anderen zu verteilen. Spätestens beim Ausschütteln von Staubtüchern merkt man, dass ein nicht geringer Teil des Drecks in der eigenen Nase landet.

Dank sei deshalb Hubert Cecil Booth für das Prinzip, dem Dreck mit Unterdruck zu begegnen! Laut Anekdote erfindet der Engländer das elektrische Saugen, weil seine Frau, eine Opernsängerin, keine Zeit für die Hausarbeit hat. Er selbst hat auch keine Lust, den Hausmann zu spielen und zu fegen oder Teppiche zu klopfen. 1901 patentiert er seinen „Vacuum Cleaner". Das Gerät ist kein handlicher Apparat, sondern ein rot gestrichenes Monstrum mit einem gewaltigen Motor, einer Vakuumpumpe, einem Filterkessel und vielen Metern dicker Schläuche. Die Mitarbeiter seiner British Vacuum Cleaner Company fahren es auf einem Pferdewagen durch die Stadt und sammeln unterwegs Straßenschmutz auf, um ihn anschließend ins Gerät zu saugen.

Das dient der Werbung. Im kostenpflichtigen Einsatz hält der Wagen vor dem Haus, das gesaugt werden soll. Die lan-

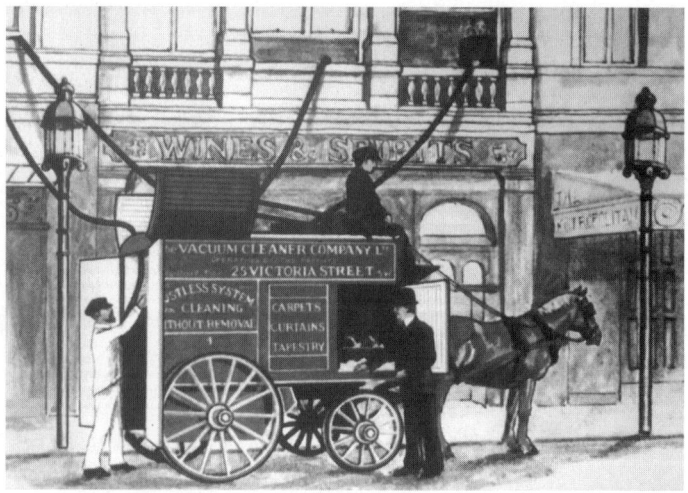

Der Urstaubsauger holte Schmutz durch lange Schläuche aus den Häusern
© Hubert Cecil Booth

gen Schläuche werden ausgerollt und von der Straße durch die Fenster ins Innere der Wohnungen bugsiert. Dann wird der Motor in Betrieb gesetzt, und das livrierte Personal der Company saugt mit den Rüsseln die Zimmer. In vornehmen Londoner Familien gilt es als besonders chic, die Saugmannschaft während der Teaparty zu bestellen. Der Lärm stört etwas, aber der bleibt hauptsächlich auf der Straße, wo das Pferdefuhrwerk mit seinem tosenden Anhänger jedes Mal Neugierige anlockt und ein Verkehrschaos verursacht.

Zeitgenossen taufen das Riesenrüsselgerät „Puffing Billy". Die höchste Weihe erhält es, als Booth aufgefordert wird, zur Vorbereitung der Krönung von Edward VII. und Königin Alexandra Westminster Abbey zu reinigen. Anschließend bestellt das Königshaus zwei Systeme, um sie fest im Buckingham Palace und in Windsor Castle zu installieren.

Der Reinigungsdienst mit Pferdewagen bleibt bis 1906 in Betrieb. Danach konzentriert sich Booth auf Systeme mit Saugmotoren im Keller und fest eingebauten Rohrsystemen in Gebäuden, wie es sie vor allem in der Industrie auch heute noch gibt. In Haushalten setzen sich transportable Geräte durch, die am Schlauchende mit einer Bürste ausgestattet sind, um den Schmutz zu lockern. Deren Vorgänger hat 1908 ein Hausmeister aus Ohio patentieren lassen und an die Firma Hoover verkauft, wo sie schnell Verkaufs-Hits wurden.

Das führt zurück zum Hausputz der Gegenwart. Was und wie gesäubert werden muss, ist komplizierter geworden. Es reicht nicht mehr, sich mit Staub zu beschäftigen. Glasvitrine und Edelholztisch, Parkett und Polster, Langflorteppich und Lampe, Granitfliesen und Acrylbadewanne, Ceranfeld, Backofen und Keramikpfanne – so viele Dinge und Oberflächen pochen auf Sonderbehandlung. Deshalb kommt neben Besen, Staubsaugern, Wischmopps, Lappen und Scheuertüchern eine Parade von Spezialreinigern zum Einsatz. Damit gelangen noch einmal riesige Mengen Chemie ins Abwasser, insgesamt 260 000 Tonnen Geschirrspülmittel und 220 000 Tonnen Haushaltsreiniger.

Auch in den Putzmitteln sind nicht selten antibakterielle Wirkstoffe im Spiel und finden Abnehmer. Wie bei der Händedesinfektion schüren Zeitungsmeldungen und Werbebotschaften Angst vor vermeintlichen Keimgefahren: „Duschköpfe sind Brutstätten für Bakterien" oder „Achtung vor Keimen, das sind die zehn ekligsten Stellen in der Küche". Es klingt vernünftig, zur Sicherheit doch zu solch scharfen Waffen zu greifen. Aber es ist auch in diesem Fall falsch.

Bakterien im Hygienetest: Sie sind da. Sie sind viele. Und sie tun uns nichts

Es gibt immer wieder Wissenschaftler, die überprüfen, welche Bakterien sich in Haushalten wohlfühlen und wie gefährlich sie für die Bewohner sind. „Dreckspatzen gegen Hygienefanatiker" hieß ein Putzvergleich, bei dem eine siebenköpfige Wohngemeinschaft gegen einen Ein-Personen-Blitzblank-Haushalt antrat. Ein Team vom Institut für Umweltmedizin und Krankenhaushygiene der Universitätsklinik Freiburg nahm Proben aus Klo, Dusche und Spüle und untersuchte sie auf Schimmelpilze, Salmonellen und andere gefährliche Keime. Das Ergebnis war Entwarnung in beiden Fällen. Eine gesundheitsgefährdende mikrobiologische Belastung gab es nirgends.

Ähnlich Unspektakuläres kam bei der Studie der Hochschule Furtwangen zur Keimbelastung in Küchenschwämmchen heraus. Spülschwämme sind als Oasen für Bakterien bekannt. Dafür sorgen die große Schaumstoffoberfläche mit vielen Poren plus Feuchtigkeit plus Nahrungsmittelresten. In den 14 untersuchten Spülschwämmen fanden sich 362 verschiedene Keimarten. Darunter waren auch „potenziell pathogene", die für Menschen mit geschwächtem Immunsystem problematisch sein können. Das heißt jedoch nur: Senioren in Altenheimen und Patienten in Krankenhäusern sollten nicht zum Spülschwammdienst abkommandiert werden. Die befürchtete Entdeckung von Fäkalbakterien, Lebensmittelvergiftern oder Durchfallerreger blieb auch hier aus. Und so heißt die Empfehlung des Studienleiters nicht etwa: „Weg mit den Schwämmen!" Er rät nur, sie nach Gebrauch „im wöchentlichen Rhythmus zu entsorgen" und durch neue zu ersetzen.

Einen weiteren gründlichen Putzergebnis-Check erlaubte eine fünfköpfige Familie, die sich von NDR-Fernsehreportern über Monate begleiten ließ. Petra R. hatte sich auf eine Anzeige des Senders hin gemeldet, in der eine extrem sorgfältige Hausfrau gesucht wurde. Das ist die 40-Jährige mit Sicherheit. Sie putzt jedem Gast hinterher und reinigt Dutzende Male am Tag das Klo. Dafür benutzt sie ausschließlich antibakterielle Mittel wie Sagrotan und Meister Proper. Sie ist „hundertprozentig sicher", dass einfache Seife gegen Keime, die ins Haus getragen werden, nichts ausrichten kann.

Für den Realitätscheck nimmt ein Mikrobiologe Abstriche vom Boden und den Badezimmeroberflächen ins Labor. Das Ergebnis überrascht die Protagonistin sichtlich.

In ihrem Badezimmer überleben dieselben Bakterien wie in jedem Durchschnittshaushalt, der viel weniger Hygieneaufwand ganz ohne Desinfektionsmittel treibt.

Erklären lässt sich das mit der für uns so schwer begreiflichen Selbstregulierung im Kosmos der Mikroben. Sie sind so klein, dass auch bei hohem Putzaufwand immer welche übrig bleiben. Nach dem Fegen und Wischen und Wienern sorgt die Zellteilung sofort wieder für schnelle Vermehrung, bis alle Nischen wieder besetzt sind. Danach bricht die Vermehrung schlagartig ab. Um gute Hygiene aufrechtzuerhalten, reichen Mittel ohne antibakterielle Wirkstoffe völlig aus. Denn die allerallermeisten Bakterien sind harmlos und schaden uns nicht. Im Gegenteil – die eingespielten Bakteriengemeinschaften halten Eindringlinge in Schach, die uns gefährlich werden könnten.

Die Lektion daraus heißt beim Bodenschrubben wie bei der Körperpflege: Bakterienphobie ist altes Denken. Mikroorganismen gehören zur engsten Umwelt des Menschen. Sie leben in der Luft um uns herum, auf den Spülschwämmen, im WC, im Waschbecken, im Teppich, auf der Computertastatur, auf den Türklinken und wir beherbergen sie im eigenen Körper.

Hände weg also zum Beispiel von WC-Reinigern mit „Atlantikfrische". Die Sicherheitshinweise offenbaren: „Bei Berührung mit der Haut: Alle kontaminierten Kleidungsstücke sofort auszuziehen. Haut mit Wasser abwaschen/duschen. Bei Einatmen: Die betroffene Person an die frische Luft bringen und in einer Position ruhigstellen, die das Atmen erleichtert."

Desinfektion klingt nach Keimfreiheit, nach besonderer Sauberkeit, nach Moderne. Doch sterile Umgebungen können nur Experten im Krankenhaus oder den Reinräumen der Industrie herstellen. Der Ehrgeiz, mit Desinfektionsmitteln im Haushalt eine keimfreie Zone erputzen zu können, ist Aberglaube von gestern. Die Chemikalien schaden der Umwelt, weil sie im Abfluss weiterwirken und in der Kläranlage auch jene Bakterien dezimieren, die das Wasser reinigen sollen. Sie verursachen unnötige Kosten durch zusätzliche Abwasserreinigung und mehr neuen Schmutz in Form von Klärschlamm. Sie in Überdosis zu verwenden, ist nicht nur dumm, sondern so unsozial wie Müll auf die Straße zu werfen. Im Kanalrohr sieht es nur niemand.

Tipps für Hygiene im Haushalt gibt es unendlich viele. Bei einer Umfrage unter Sachkundigen ergab sich neben dem wichtigsten oben erwähnten Rat zum Händewaschen diese kleine Auswahl:

10 Gebote für den Hausputz

- Feuchtigkeit im Haushalt vermeiden! Bakterien lieben es feucht. Deshalb ist es sinnvoll, Küche und Bad nach dem Putzen durchzulüften, Wischlappen und Schwämme auszuwringen, zum Trocknen aufzuhängen und die Waschmaschine offenzulassen, wenn sie nicht gebraucht wird.
- Bettwäsche (Zudecken, Kopfkissen, Betttücher usw.) morgens regelmäßig im Freien oder ins Freie ausschütteln! Dann haben Hausstaubmilben weniger Nahrung.
- Mikrofasertücher benutzen! Sie wirken durch ihre Struktur wie eine feine Bürste und entfernen Schmutz

dadurch ganz ohne oder mit minimalem Putzmitteleinsatz.

- Frisch entstandenen Schmutz sofort entfernen! Ist er erst eingetrocknet, ist der Aufwand höher und braucht mehr Chemie. Das gilt besonders für Backofen und Herdplatten; vergessene Schmutzreste können sich beim nächsten Erhitzen einbrennen.
- Beim Putzen das Kühlschrankinnere nicht vergessen! Mindestens alle 4 Wochen sollte man ihn auswischen.
- Schneidebretter vor allem nach Kontakt mit rohem Fleisch, Fisch und Salat gut abwaschen! In diesen Lebensmitteln können unwillkommene Keime wie Salmonellen stecken. Erhitzen macht sie unschädlich, aber bei der Verarbeitung gelangen sie auf die Arbeitsgeräte.
- Putzwirkstoffe vor dem Wegspülen lange einwirken lassen! Gegen Urinstein hilft es zum Beispiel, beim WC-Putzen herkömmlichen Sanitärreiniger auf Klopapier zu geben, es auf die betroffenen Stellen zu klatschen und erst ein paar Stunden später zu spülen.
- Feuchtes Toilettenpapier gehört auf den Index! Jedenfalls nach Benutzung nicht ins WC, sondern in den Hausmüll. Bei einem Test hatten sich 8 von 10 Sorten noch nach über einer Woche nicht zersetzt. Die Kläranlage erreichen sie bereits nach 9 Stunden. Vorher können sie sich im Abfluss zu unentwirrbaren Strängen verwickeln und die Pumpen der Abwasseranlagen außer Gefecht setzen.
- Niemals Medikamente, Lackreste und Lösemittel durch den Ausguss oder ins Klo spülen! Arzneien lassen sich in Kläranlagen oft nicht abbauen und gefährden Wasserorganismen. Lacke und Lösemittel können die Bausubstanz der Kanalisation angreifen.

- Weg mit WC-Beckensteinen, Duftbäumchen und Raumsprays! Sie entfernen unangenehmen Geruch nicht, sie übertünchen ihn nur mit Duftstoffen, die zum Teil allergen und umweltgefährdend sind. Normales Putzen und Lüften ist besser!

Kulturunterschiede beim Putzen und ein Abwaschwettbewerb für die Forschung

Zum Abschluss dieses Kapitels noch ein Blick in die Welt. Wie man sich wäscht, lernt man als Kind. Wie man die Waschmaschine benutzt, steht in der Bedienungsanleitung. Aber das Putzen? Das bringt einem in der Regel niemand gezielt bei. Man schaut es sich in der Familie ab, eignet sich das an, was man gut findet, und entwickelt daraus einen persönlichen Stil. Im nächsten Kapitel zur Psychologie wird davon die Rede sein.

Insgesamt gibt es international ausgeprägte kulturelle Unterschiede. Das Marktforschungsunternehmen Nielsen, das weltweit tätig ist, hat das an den Lieblingsutensilien in den verschiedenen Weltregionen festgemacht. Danach sind in Asien besonders häufig Mopps und Besen im Einsatz, in den USA sind es Papiertücher, in Lateinamerika Schrubber, in Europa Schwämme und in Afrika und im Nahen Osten Stofftücher.

Eines ist weltweit gleich. Das Gros der häuslichen Drecksarbeit übernehmen nach wie vor Frauen. In Deutschland putzen sie 6 Stunden pro Woche, die Männer kommen auf 3,2 Stunden. Auch die individuellen Unterschiede sind enorm. Insgesamt geben 2 Prozent der Befragten an, pro Woche weniger als eine Stunde zu putzen, 24 Prozent sind 1 bis 3 Stunden aktiv, 12 Prozent mehr als 10 Stunden; der Rest liegt in der Mitte. Am unbeliebtesten ist das Fensterputzen, gefolgt von Badputz und Bodenwischen. Ein bisschen Schlamperei erlaubt man sich vor allem auf den Schränken, unter dem Sofa, im Backofen und an den Fliesen hinter dem Herd.

Es gibt Wissenschaftler, die Menschen beim Putzen zuschauen, um herauszufinden, wie die kulturellen und persönlichen Gewohnheiten sich im Detail auswirken. Einer von ihnen ist Rainer Stamminger, Professor am Institut für Haushalts- und Verfahrenstechnik der Universität Bonn.

Sein Team hat Probanden zum Abwasch für die Forschung im Spüllabor antreten lassen. 113 Personen aus neun europäischen Ländern erhielten die Aufgabe, Geschirr mit der Hand abzuwaschen. Gesucht waren versierte Spüler, die sich zutrauten, den Berg zu bewältigen, der sie erwartete: jeweils 140 Teile, Teller, Tassen, Gläser, Bestecke mit angetrockneten Getränke- und Essensresten von Milch über Margarine und Spinat bis Eidotter. Zur Verfügung standen zwei Spülbecken, diverse Lappen, Schwämme und Bürsten, dazu 22 verschiedene, in den Heimatländern der Freiwilligen gebräuchliche Geschirrspülmittel.

Wer ist am schnellsten fertig? Wer spült besonders umweltfreundlich? Wer liefert die saubersten Ergebnisse? Manche Unterschiede fielen deutlich aus: Die Probanden aus Italien verbrauchten extrem viel Spülmittel. Bei Wasser und Energie waren die aus Spanien und Portugal am verschwenderischsten, die aus Deutschland am sparsamsten. Beim abschließenden Sauberkeitstest siegte die Türkei. Noch sauberer waren allerdings Spülmaschinen.

Was die Wissenschaftler am Ende am meisten überraschte, war die „erstaunlich große Bandbreite" der ganz persönlichen Vorlieben beim Spülen mit der Hand. Die verschiedenen Stile zu beobachten, sei „unwahrscheinlich unterhaltsam", sagt Studienleiter Stamminger. Eine Person badete jedes Teil viermal: Einweichen, Vorspülen ohne Spülmittel, Hauptspülen mit Spülmittel, Abspülen in klarem Wasser. Eine andere gab Spülmittel nicht ins Becken, sondern nur auf den Schwamm und ließ die ganze Zeit das warme Wasser laufen. Eine Reihe von „Superspülern" widmete sich dem Abwaschprozess mit Hingabe. Andere wirkten unkoordiniert und ließen selbst beim Abtrocknen noch das Wasser laufen. Wie kann das Fazit dieses Kapitels lauten? Es war ein langer Weg vom Primaten mit nackter Haut zum Erfinder von Aktivkohle-Peelings, atlantikfrischen WC-Reinigern und zur wissenschaftlichen Erforschung der Geschirrspülgewohnheiten. Die Gefahr besteht heute nicht mehr darin, dass wir zu schmutzig sind und dadurch krank werden. Sie lauert in der Vielfalt der Inhaltsstoffe, die Sauberkeit suggerieren, obwohl sie gefährlich, ungesund und unnötig sind. Die Hersteller jagen uns Ängste ein vor unheimlichen unsichtbaren Bakterien und vermeintlichen Gefahren. Das führt häufig zu Überdosisbehandlungen bis hin zum Hygienewahn.

Seife, Parfum, Hautcremes, Weichspüler, Putzmittel – erst die moderne Naturwissenschaft hat die industrielle Massenproduktion ermöglicht. Sie verwandelt die Rohstoffe der Erde fast zwanghaft in immer neue Produkte, die für fast jeden erschwinglich sind und deren Risiken und Nebenwirkungen sich erst nach und nach einstellen. Diese Entwicklung hat aus den Menschen Putz- und

Schmutzteufel zugleich gemacht. Der Ausflug in die Psychologie und Evolutionsbiologie im nächsten Kapitel hilft zu verstehen, warum das so ist. Und das übernächste Kapitel zeigt, wie wir mit den Folgen kämpfen.

4

PSYCHOLOGIE.
VON PUTZTYPOLOGIEN,
EKEL, ERZIEHUNG,
KULTUR UND DEM
EINFLUSS DER
WERBUNG

Sage mir, wie du putzt, und ich sage dir, wer du bist!
Das eigene Verhältnis zu Schmutz ist ein Erbe mit
vielen Wurzeln. Sie stammen aus der Evolution, der
Kulturgeschichte, der Sauberkeitserziehung in der
Kindheit. Das Ergebnis hat Auswirkungen auf die eigene
Persönlichkeit und die Welt draußen: Die Angst vor
Schmutz und die Sehnsucht nach Glanz und Reinheit
sitzen tief. Die Werbung versteht das zu nutzen.

Putzen ist ein einsames Heldentum. Wenn etwas schmutzig ist, merken es alle. Wenn man saubergemacht hat, merkt man es meistens nur selbst. Die Begegnung mit Schmutz bringt dabei je nach Naturell unterschiedliche Seiten im Menschen hervor. Einerseits den vergeblichen Wunsch, alles zu beherrschen und nichts zu lassen, wie es ist. Andererseits die Freude an einer schönen Umgebung, die Einsicht, dass Perfektion manchmal unerreichbar ist, und das Talent, großzügig mit sich selbst zu sein.

Das Ringen um Sauberkeit hat also ziemlich viel mit der eigenen Persönlichkeit zu tun, mit Selbstwertgefühl, Kontrollbedürfnis und Ängsten. Zeitbudget und aktuelle Stimmung spielen eine Rolle, aber noch stärker Erziehung, Ekelschwelle und Temperament. Manche putzen voll tiefer Befriedigung, andere mit Widerwillen, der an Hass grenzt. Wieder andere tun es fröhlich-beschwingt, lustlos-routiniert, mit dem Mut der Verzweiflung oder mit militärischer Disziplin.

Putztypen – Perfektionisten, Kaschierer und Lebenskünstler

Im Feld der Marktforschung gibt es Psychologen, die unseren persönlichen Eigenheiten auf den Grund gehen und sie mit gesellschaftlichen Trends in Verbindung bringen. Einer der sehr angesehenen ist Jens Lönneker, Mitgründer des Marktforschungsinstituts Rheingold Salon. Im Auftrag des Industrieverbands Körperpflege und Waschmittel IKW hat sein Team 2016 die Stimmungslage in Deutschland in Bezug auf den Hausputz erkundet.

Im Haushaltsuniversum haben die Marktforscher fünf verschiedene Putztypen ausfindig gemacht und mit freundlichen Begriffen umschrieben. In der Studie sind die Kategorien männlich bezeichnet, aber unter beiden Geschlechtern zu finden.

* Der Typ **Perfektionist** (34 %) ist am weitesten verbreitet, will totale Sauberkeit herstellen und putzt ständig. Man könnte ihn in weniger freundlicher Sprache Pedant oder Pingel nennen. In der Studie heißt es: „Jede Form von Dreck und Schmutz wird sofort beseitigt, nachdem sie entsteht." Putzer und Putzerinnen dieses Typs wollen nach Meinung der Autoren Macht ausüben, „indem sämtliche Spuren und Reste (eigene und die anderer) eliminiert werden."

* Der Typ **Kaschierer** (24 %) macht es sich leichter und ist im Klartext schlampig mit einem Rest Pflichtgefühl. Wer dazugehört, will mit wenig Aufwand viel Erfolg. Wichtig ist es, nicht negativ aufzufallen. Deshalb beseitigt er oder sie offensichtliche Unordnung und putzt da, wo Dreck für andere sichtbar wird: „Motivation des Putzens ist, nicht als ‚Dreckschwein' zu gelten und gesellschaftlich nicht abgegrenzt zu werden. Vor allem Räume, die von Gästen gesehen werden, müssen sauber sein."

* Der Typ **Herrscher** (17 %) lebt eine tyrannische Ader aus. Die Person weiß genau, wann, wie und womit geputzt werden soll. Am liebsten aber von anderen. Herrscher und Herrscherinnen delegieren gern. Wichtig ist ihnen, zu bestimmen und die Fäden in der Hand zu behalten. Ihr Ordnungs- und Sauberkeitsmodell sehen sie als das einzig wahre an.

* Der Typ **Kontrolletti** (10 %) ähnelt dem Herrschertyp, was die Kontrollbegeisterung angeht. Die Vorstellungen über das korrekte Putzen sind genauso streng. Anders als bei den Herrschern fühlen sich Menschen dieses Typs aber in der Familie oder Partnerschaft für das Putzen allein verantwortlich. Sie inszenieren sich als Diener oder Mägde, die alle Arbeit machen und dabei heimlich die Fäden in der Hand halten.

* Der Typ **Lebenskünstler** (15 %) lässt sich vom Schmutz nicht weiter beeindrucken. In der Studie heißt es: Er „stellt sich über die gängigen Ordnungssysteme und führt sie ad absurdum" – durch „Gelassenheit in Bezug aufs Putzen". Wer dazugehört, kann Resten auch „einen gewissen Charme" abgewinnen. Es muss in diesem Haushalt weder steril rein noch übermäßig ordentlich sein.

Ihre Studie haben die Marktforscher *Die neue Macht des Putzens* genannt. Denn was sich in den eigenen vier Wänden abspielt, hat nicht nur mit dem jeweiligen Ich-Ideal zu tun. Es spiegelt auch die Reaktion auf gesellschaftliche Entwicklungen. Hier sehen die Marktforscher der aktuellen Studie eine zunehmende Spannung: Hohe Zufriedenheit im Privaten trifft auf ein Gefühl diffuser Unsicherheit und Bedrohung in Bezug auf die Welt draußen. 80 Prozent der Befragten geben an, ihr Zuhause sei ihnen als Rückzugsort in den vergangenen Jahren immer wichtiger geworden.

Das wirkt sich auf die Wertschätzung der Hausarbeit aus: Das Zuhause garantiert als „sicherer Hafen" oder als „Höhle" Verlässlichkeit und Struktur. Dort warten Geborgenheit und Sauberkeit. Anders als in der Welt draußen kann man selbst viel dafür tun. Putzen erfüllt den Wunsch, die Kontrolle zu behalten. Ist das Ergebnis zufriedenstellend, dann reicht das gute Gefühl oft über die Freude am aufgeräumten Wohnzimmer und sauberen Badezimmer hinaus. 54 Prozent der Befragten glauben: „Wenn ich in meinem Zuhause Ordnung schaffe, habe ich das Gefühl, auch andere Aufgaben im Alltag besser in den Griff zu bekommen."

Aus dieser Analyse speist sich die Kernthese der Untersuchung: Das Putzen gewinnt den Autoren zufolge neue Bedeutung, sogar eine neue Macht. Die Art, wie man das Heim behandelt, ist nicht nebensächlich, sondern gehört zur eigenen Identität und zum Zeugnis der Selbstoptimierung. Mit den Worten der Studie: „Ordnung, Entlastung, Klarheit und Kontrolle sind Sehnsüchte im Alltag." Durch das Putzen habe man das Gefühl, die Unwägbarkeiten des Lebens ein Stück weit zu beherrschen. Das gibt Selbstbestätigung: „Putzen macht stolz!"

Die Untersuchung passt gut zu den hohen Umsätzen in der Branche. Sie kann erklären, warum es Industrie und Werbung gelingt, so viele neue Putzmittelschöpfungen auf den Markt zu bringen, obwohl alle Mittel schon überreichlich vorhanden sind und längst Abrüstung gefragt wäre.

Das Wohlfühlen im Kokon der eigenen Höhle verdrängt Fragen, die im Hintergrund lauern. Warum ist das Putzen für das Ego so wichtig? Warum gehen wir der Werbung auf den Leim? Warum ist der Putztyp „Lebenskünstler" so wenig verbreitet, der sich über die gängigen Ordnungssysteme stellt? Die Antworten führen in tiefere Schichten der Seele, der Erziehung, der Kulturgeschichte.

Sauber ist edel, dreckig muss weg – der Schmutz, die Seele und das Unterbewusstsein

Die Entwicklung vom schmutzenden Baby zum putzenden Erwachsenen beginnt in den Jahren 0 bis 3 des Lebens. Sauberkeitserziehung ist ein zentrales Kapitel beim Heranwachsen. Dazu gehören das Erkennen von Körpergrenzen, die Unterscheidung zwischen Innen und Außen, die Kontrolle über Festhalten und Loslassen von Urin und Kot, das Erleben von Unreinheit und Scham.

Psychoanalytiker nähern sich Schmutz vom Körperinneren her. Sie nehmen die Ausscheidungen ins Visier und die frühe Beziehung des Kleinkinds zum „Geschäft", das es „gemacht" hat. „Jeder weiß, dass das Kleinkind seinen Kot hoch schätzt", schreibt Heinz Müller-Pozzi im Buch *Psychoanalytisches Denken*. Das Spielen damit, das In-den-Mund-Stecken, das Manschen und Verreiben der braunen stark riechenden Schmiere ist zunächst ein naiv-lustvolles Erleben. Auf Dauer allerdings ist kaum zu ignorieren, dass die Erwachsenen das, was da aus dem Körper kommt, als „iiiieee" werten: als unappetitlich, schmutzig, eklig. Es beginnt das Töpfchentraining.

Die Sauberkeitserziehung bringt die Kontrolle über das, was aus Darm und Blase ins Freie strebt. Das Kind lernt, dass es Lob erfährt und dass es für den Hausfrieden klug ist, die Ausscheidungen zu kontrollieren. Aus der interessanten körpereigenen Produktion wird Abfall, aus Lust wird Scham. Insgesamt bleibt die Einstellung allen Exkrementen gegenüber durch diese Erfahrung zwiespältig. „Faszination steht neben Ekel", schreibt Müller-Pozzi. Und das wird so bleiben.

Spätestens mit vier Jahren sind Kinder bis auf ganz wenige Ausnahmen „Toilettenprofis". Doch noch lange nachdem sie „sauber" sind, lieben sie Witze und Lieder, die sich mit dem beschäftigen, was stinkend aus dem Körper herausflutscht. Ein schönes Beispiel ist das Lied „Auf dem Donnerbalken", das den Lustekel genussvoll zelebriert. Auf dem Balken über der Sickergrube sitzen am Anfang des Lieds zwei Gestalten und schreien nach „Klopapier, Klopapier". In jedem Vers setzt sich ein Neuankömmling dazu. Aber kein Klopapier weit und breit, die Scheiße unten stinkt, schmiert, dampft, kleckst. Bis irgendwann der Balken kracht und die Scheiße schäumt. Der Rest bleibt der Phantasie überlassen. Und dann erst – natürlich zu spät – kommt Nummer zehn und bringt das ersehnte Klopapier.

Auch in der Erwachsenenumgangssprache spiegelt sich noch die Lust daran, auszusprechen, was nun verboten, peinlich und eklig ist. Schimpfworte wie Arschloch, Pissnelke, Sesselfurzer. Oder Wendungen mit Analanspielungen: Auf die Kacke hauen. Sich angepisst fühlen. Tief in der Scheiße stecken. Einen feuchten Furz auf etwas geben. Die Aufforderung, sich zu verpissen.

Der große Soziologe Norbert Elias hat sich mit den Nebenwirkungen beschäftigt, die eine intensivere Reinlichkeit für die Zivilisation und Gesellschaft mit sich bringt. Im Mittelalter gab es keine Scheu vor dem Eigengeruch. Auch Martin Luther konnte noch sagen: „Aus einem verzagten Arsch kommt kein fröhlicher Furz." In den Jahrhunderten danach sind sichtbare und hörbare Körperfunktionen zu etwas Heimlichem und sehr Privatem geworden. Nach Elias tritt nun ein Peinlichkeitsgefühl nicht nur „bei dem bloßen *Anblick* vieler körperlicher

Verrichtungen eines anderen in Erscheinung", sondern schon „bei deren bloßer *Erwähnung*" oder „als Schamgefühl, wenn eigene Verrichtungen dem Anblick anderer ausgesetzt sind."

Das Schamempfinden prägt die Persönlichkeit mit. Das betrifft auch Schmutztoleranz sowie Körperpflege- und Putzgewohnheiten. Registriere ich, wie sauber es bei anderen ist? Macht es mir etwas aus, einen Schluck aus einer Bierflasche zu trinken, aus der schon jemand anders getrunken hat? Bitte ich Gäste, die Schuhe vor der Tür auszuziehen? Schüttele ich gern Hände? Kann ich es ertragen, wenn Geschirr mit Essensresten noch lange auf dem Tisch steht? Wie geht es mir, wenn ich Schimmel auf der Marmelade entdecke? Oder säuerliche Gerüche aus dem Kühlschrank strömen? Versetzt mich ein Silberfisch in der Badewanne in Panik? Habe ich ein Unbehagen, woanders auf die Toilette zu gehen? Wie reagiere ich auf braune Spuren im Büro-WC? Wie sehr ärgern mich fremde Haare in der Dusche?

Der Umgang mit Schmutz gehört zu den Dingen, die man nicht bewusst lernt und die auch kein Schulstoff sind. Wenn Kinder und Jugendliche erwachsen werden, haben sie als Vorbild in der Regel nur das Beispiel der eigenen Familie, das sie annehmen oder ablehnen. Daneben spielen unterbewusste Faktoren eine Rolle. Was nach außen als Putztyp zum Ausdruck kommt, berührt nach Erfahrung von Psychoanalytikern tiefere innere Schichten. Das Pochen auf besondere Sauberkeit und Ordnung kann zum Beispiel dazu dienen, „schmutzige" Fantasien abzuwehren und sich vor deren Ausagieren zu schützen. Perfektionismus und Kontrolle beim Thema Haushalt können Machtlosigkeit an anderer Stelle kompensieren.

Drei weitere Faktoren beeinflussen die Antworten zu Fragen der Schmutztoleranz: das Ekelgefühl, die religiös-kulturelle Prägung und die Werbung.

Einmal tief durchatmen –
Ekel ist gesund!

Aus Sicht der Immunologie ist Ekel ein Warnsystem, das vor Krankheiten schützen kann. Damit ist er der wohl ursprünglichste Putzratgeber und -helfer.

Wie ist er entstanden? Warum ziehen Menschen aus allen Kulturen in einheitlicher Mimik die Nase kraus, wenn sie nur an etwas denken, was in ihnen dieses Gefühl äußersten Widerwillens aufkommen lässt? Die britische Hygienewissenschaftlerin Valerie Curtis hat in verschiedenen Ländern dazu geforscht und festgestellt, dass sehr ähnliche Vorstellungen über das existieren, wovor wir uns ekeln: Vor Dingen, die feucht, schleimig und stinkig sind. Vor Objekten, die mit Ausscheidungen wie Erbrochenem und Exkrementen verbunden sind. Vor Würmern und Ratten. Vor dem Umgang mit kranken und toten Menschen. All das provoziert die Reaktion: So schnell wie möglich weg hier! Oder: So schnell wie möglich weg damit!

Diese Ekelgefühle sind äußerst sinnvoll; die meisten spiegeln einen klugen Umgang mit Bedrohungen, die Mikrobiologen Jahrtausende später nachgewiesen haben. Die instinktive Abscheu schützt vor Kontakt mit Dingen, in denen Krankheitserreger lauern, oder vor Speisen, die nicht mehr essbar sind. Als Wegweiser der Vorsicht haben sich abschreckende Gerüche erwiesen. Forschungen zeigen, dass im Kot, dem heftigsten Ekelerreger, mehr als 20 Mikrobenarten stecken können, die ansteckende Leiden verursachen, darunter Salmonellen, Hepatitis A und E, diverse Würmer, Cholera und Tetanus. Auch Tiere meiden Dinge und Situationen, die sie krank machen können. Aber nur beim Menschen hat sich der Ekel zu einer Instanz entwickelt, die zunächst vorbewusst ist, aber auf Dauer zu bewussten Handlungen führt.

Vorbewusst bedeutet, dass sich das Bewusstsein noch nicht eingeschaltet hat, aber eine Ahnung hat, dass es das möglichst schnell tun sollte. Ein inneres Warnsignal leuchtet auf, und der Körper reagiert. Es juckt, man kratzt den Schmutz weg. Es stinkt, man sucht das Weite – und sieht erst aus der Entfernung ein verendetes Tier, um das Fliegen schwirren. Langfristig hat sich aus dem Ekelimpuls der Wunsch nach Körperpflege entwickelt – und die Idee, all die Objekte im Umfeld zu säubern, die den Widerwillen verursachen. Mediziner früher Kulturen haben diese Erkenntnisse zu Ratschlägen verdichtet. Der griechische Arzt Hippokrates (460–370 v. Chr.) empfahl, sich von Plätzen und Gewässern mit gefährlichen Dämpfen fernzuhalten, er nannte sie „Miasma". Die indischen Veden, die in der Zeit zwischen 1200 bis 600 vor Christus entstanden, rieten zum Meiden von zwölf Unreinheiten, darunter Samenflüssigkeit, Blut, Urin und Kot, aber auch Ohrenschmalz und Tränen.

Ekel ist das unterbewusste Fundament des Strebens nach Sauberkeit. Die Sauberkeitserziehung liefert den psychologischen Überbau. Seit der Mensch über den Sinn des Lebens nachdenkt, sind Reinigungsgebote und -rituale außerdem Bestandteil der Religionen und Kulturen der

Welt. Sie liefern praktische Ratschläge für den Körper und spirituelle Facetten, bei denen es um die innere Reinheit und die Abkehr von Sünden geht.

Religion, Kultur und Reinigungsrituale

Keine Religion enthält ein Gebot dafür, wie der Mensch mit dem Schmutz umgehen soll, den er selbst in die Welt gebracht hat. Die Religionsstifter haben zu einer Zeit gelebt, in der alle Reststoffe ihren Weg zur Natur zurück fanden. Das ist ein Dilemma, denn die Religionen sind die moralischen Instanzen, die persönliche Reinheit von Beginn an zum zentralen Thema gemacht haben. Das evolutionär angelegte Bedürfnis nach Sauberkeit wird in der Theologie zum Ideal schlechthin.

Alltägliche Rituale der Körperreinigung verbinden sich mit dem Wunsch nach der Reinheit der Seele. Vision ist die Makellosigkeit, die Befreiung von Sünden. Man kann sich kein Paradies mit Flecken oder Müllsäcken vorstellen.

Die Wege zum Ideal sind in den Glaubenssystemen unterschiedlich. Der Hinduismus hat sehr genaue Vorstellungen der rituellen Reinigung. Wasser gilt als Urquelle des Lebens. Dass hoch verehrte Flüsse wie der Ganges inzwischen zur „heiligen Kloake" verkommen sind, spielt für die Gläubigen keine Rolle. Schon vor Sonnenaufgang beginnt bei der Priester- und Gelehrtenkaste der Brahmanen die Morgentoilette mit Waschungen und Mantra-Rezitationen. Ist ein Fluss in der Nähe, wird sein heiliges Wasser über Kopf und Oberkörper vergossen und der Körper mehrfach untergetaucht. Zur inneren Reinigung dienen komplizierte Atemübungen. Und noch etwas gehört zum Reinheitskonzept des traditionellen Hinduismus: die Vermeidung des Kontakts mit Menschen niedrigerer Kasten. Schon eine Berührung gilt als verunreinigend – ein aus westlicher Sicht verstörender Gedanke.

Auch im jüdischen Glauben hängen physische und geistige Reinheit eng zusammen. Das Händewaschen vor jedem Essen und vor jedem Gebet symbolisiert die innere Läuterung und verhindert, dass man unrein vor Gott tritt. Die eigene Unversehrtheit ist wichtig; sie kann durch viele Handlungen verloren gehen: durch die Berührung von Toten, durch das Essen unreiner Speisen, den Geschlechtsverkehr, die Menstruation. Waschungen und Bäder sind nötig, um die Reinheit wiederherzustellen. Zu den wichtigsten Institutionen gehört die Mikwe, das rituelle Tauchbad, das für verheiratete Frauen vorgeschrieben ist. Sieben Tage nach Ende der Periode tauchen sie dort unter, erst danach sind sie nach orthodoxer Lehre wieder rein, und Geschlechtsverkehr ist bis zur nächsten Menstruation wieder erlaubt.

Im Islam bedeutet das arabische Wort für Waschung Wudū' zugleich Reinheit und Schönheit. Ohne die Waschung ist das rituelle Gebet ungültig. Am Anfang steht „Basmala", die Formel, die auch jeder Koransure vorangeht. Dann folgen der Reihe nach das Waschen des Gesichts, der Hände und Arme bis zu den Ellenbogen, das Befeuchten des oberen Teils des Kopfes und das Waschen der Füße. Entscheidend ist die Ausrichtung des Herzens auf Gott und der Vorsatz, Fehler zu überwinden. Der Lohn ist hoch. „Wer die Waschung rechtens unternimmt, von dem fallen die Sünden ab bis zu den Fingerspitzen", heißt es in der Überlieferung der Worte von Mohammed.

Völlig anders wird die Bedeutung des Waschens im Christentum gesehen. Hier gelten physische Reinigungsrituale als irrelevant. Entscheidend ist die Reinheit des Herzens. Im Matthäus-Evangelium heißt es, dass böse Gedanken, Verleumdungen und Verstöße gegen Gottes Gebote den Menschen unrein machen; „aber mit ungewaschenen Händen essen macht ihn nicht unrein". Das führt zur Einschätzung, dass Glaube und Reinheit identisch sind: „Für die Reinen ist alles rein; für die Unreinen und Ungläubigen aber ist nichts rein, sogar ihr Denken und ihr Gewissen sind unrein." Die Taufe dient laut dem 1. Petrusbrief deshalb „nicht dazu, den Körper von Schmutz zu reinigen, sondern sie ist eine Bitte an Gott um ein reines Gewissen aufgrund der Auferstehung Jesu Christi."

Auch der Buddhismus misst Reinigungsritualen keine eigene Kraft bei. Mönche und Nonnen tragen ein Rasiermesser bei sich, um den Kopf zu scheren, und baden regelmäßig. Kultische Handlungen machen sie daraus nicht. Als ein Brahmane Buddha fragt, ob es wahr sei, dass das Bad im Fluss Bahuka einem Sünder alle Sünden abwasche, antwortet der: Kein Fluss könne einen Übeltäter reinigen, „bade er sich auch noch so oft". Für einen Mensch, der Gutes tue, sei jedes Wasser gut genug.

Inzwischen fordern Vertreter aller Weltreligionen die Bewahrung der Schöpfung. In seiner Umwelt-Enzyklika *Laudato si!* hat Papst Franziskus die Probleme der Plastik- und Wegwerfkultur detailliert geschildert, die „dem gesamten Planeten schadet". Er hält es für zentral, ein Wirtschaftsmodell zu entwickeln, das auf Kreislauf ausgerichtet ist und Ressourcen schont. Sein Fazit ist die Trauer darüber, „dass die Fortschritte in diesem Sinn noch sehr gering sind."

Im Alltag sind die Gläubigen so anfällig für Anti-Schmutz-Werbung wie die Ungläubigen.

Werbung für Sauberkeit – der porentief reine Imperativ

Psychologie, Evolution, Religion – Werber sind Meister darin, Ängste und Sehnsüchte zu verstehen und auszunutzen. Wenn sie uns Wasch- und Putzmittel schmackhaft machen wollen, haben sie freie Auswahl. Sie können direkt die Ekelebene ansprechen und die Bakterienphobie fördern. Sie können quasireligiöse Utopien verheißen, in denen jede/r sauberer, glanzvoller, schöner wird. Sie können uns ein schlechtes Gewissen einreden oder uns ein neues Paradies versprechen.

An der Waschmittelwerbung lassen sich der letzte Punkt und sein Wandel im Lauf der Zeit gut nachvollziehen. Die erste in Deutschland ausgestrahlte Fernsehwerbung am 3. November 1956 ist ein Waschmittelspot der Firma Henkel. Er endet mit dem Ausruf: „Persil, Persil und nichts anderes!"' Persil ist damals in Deutschland nicht nur *ein*, sondern *das* Waschmittel. Im Jahr 1907 hat Henkel es als „selbsttätiges" Waschpulver auf den Markt gebracht, das beim Kochen Sauerstoff freisetzt und damit das mühselige Bleichen auf dem Rasen erspart.

Selbst in den Nachkriegsjahren ab 1945, als die Rohstoffe für die Waschmittelproduktion fehlen und es kein Persil zu kaufen gibt, bleibt die Marke präsent. Der Volksmund prägt einen Begriff, den sich kein Werber besser hätte ausdenken können. Wer „entnazifiziert" und von jedem Makel reingewaschen ist, bekommt einen „Persil-schein".

Weiß bleibt lange ultimatives Gebot, „strahlend weiß", „schaumweiß", „lupenrein weiß", „schwanweiß", „so weiß, weißer geht's nicht". Irgendwann kommt zusätzlich die Reinheit ins Spiel. Werbepoeten dichten für Omo: „Keiner wäscht reiner." Und Ariel wäscht „nicht nur sauber, sondern rein".

Der Zeitgeist wäscht mit. Wissenschaft erobert die Reklame. Für die Reinheit ist nun zum Beispiel ein „5-fach-Flecklöser" mit „fünf modernen und hoch wirksamen Aktivstoffen" zuständig. Zur neuen Dimension „umweltbewusster Reinheit und Pflege" gehören vollständig biologisch abbaubare Tenside.

Die Geschlechterwelt im Waschmittel-Universum bleibt lange streng getrennt. Frauen in den Spots probieren neue Produkte aus. Männerstimmen erklären aus dem Off, was wie warum wunderbar wirkt. 2013 trauen sich Persil-Werber, einen jungen Mann, Typ Sportstudent, an die Maschine zu lassen. Er erzählt, früher sei er „nur fürs Dreckigmachen zuständig gewesen", aber jetzt bekomme sogar er „alles sauber … total einfach." Er wirft Persil Duo-Caps in die Maschine, die dreckigen Sportsachen hinterher. Maschine an. Fertig. Am Weltfrauentag 2016 veröffentlicht der Ariel-Hersteller Procter & Gamble in Indien den wohl bisher ungewöhnlichsten Waschmittel-videoclip. Er zeigt eine moderne indische Familie, westlich gekleidet, der junge Mann sitzt mit dem Laptop auf dem Sofa und schaut TV. Seine Frau, die mit Tüten beladen aus dem Büro nach Hause kommt, beachtet er nicht. Sie macht hundert Sachen gleichzeitig, räumt die Einkäufe ein, kocht ihm Tee, tippt dabei auf dem PC, hilft dem kleinen Sohn, räumt sein Spielzeug zusammen, füllt Wäsche in die Maschine, deckt den Tisch, führt bei all dem ein berufliches Telefongespräch.

Ihr Vater sitzt mit dem Enkel am Tisch, sieht die Situation und fängt an, einen Entschuldigungsbrief zu schreiben. Seine Generation habe es zugelassen, die Geschlechterstereotypen weiterzutragen. Zum Schluss fährt er vom Besuch der Multitasking-Tochter zurück zu seiner Frau. Es ist nie zu spät, sich zu ändern. Zusammen legen sie Wäsche in die Waschmaschine. Happy End. Viele Millionen Clicks. Als letzte Einstellung sieht man als Einblendung über der Ariel-Flasche die Frage, warum die Wäsche nur ein Job für Mütter sein sollte. Antwort: „Dads #Share the load", Väter, teilt die Belastung!

Werbung hat Einfluss auf die Gesellschaft. Sie kann Klischees zementieren, sie kann sie (vielleicht) auch aufbrechen. Eines allerdings wird sie nie tun: Hersteller werden nie dafür werben, auf ihre Produkte zu verzichten, weil sie eigentlich überflüssig sind. Der junge Mann aus der Persil-Werbung wird sich nicht hinstellen, seine Duo-Caps in den Mülleimer statt in die Maschine werfen und sagen: „Eine ärgerliche Erfindung, dieses Zwei-Kammer-System. Man kann gar nicht dosieren, wie viel man wirklich braucht." Solche Kritik bleibt neben Verbraucherzentralen heute Bloggern vorbehalten. Final Test Man zeigt seinen Test unter https://www.youtube.com/watch?v=aCtJ-z74DH0.

Eine Wirtschaftsordnung, die auf immerwährendes Wirtschaftswachstum aufbaut, kann nicht anders – sie wird Verbraucherinnen und Verbraucher auffordern, beim Prinzip Verschwendung mitzumachen. Die Industrie liebt den Putztyp „Perfektionist" mehr als die „Lebenskünstler", die mit Schmutz souverän und wohl sparsamer umgehen. Das „Zuviel" unseres Konsumstils ist eine sehr junge Erscheinung. Noch gibt es kein evolutionäres Warnsystem, das davor schützen könnte.

Die zynische Sicht auf das Putzen: Wir verhalten uns wie Waschzwangopfer und Messies

Es gibt zwei Putztypen, die in der Studie *Die neue Macht des Putzens* nicht angesprochen werden: die sogenannten Messies und die Menschen, die unter Waschzwang leiden. Messies sind Personen, die sehr, sehr viele Dinge in ihrer Wohnung anhäufen und sich nicht mehr von ihnen trennen mögen. Oft betrifft das Horten Gegenstände, deren Nutzwert nur sie selbst erkennen. Der Außenwelt können die Betroffenen nicht erklären, warum sie tun, was sie tun. Ordnung entgleitet ihnen. Oft vermüllen die Wohnungen, weil die Besitzer sich von Abfall nicht trennen können und viele Ebenen von Mülltüten übereinanderstapeln. Ganz unten fangen fängt es an zu faulen und zu schimmeln.

Medizinisch gilt das Messiesyndrom als Zwangsstörung, der tiefe Ängste zugrunde liegen. Auslöser kann die rationale Sorge sein, etwas wegzuwerfen, das man tatsächlich später noch einmal gebrauchen könnte. Irgendwann verselbstständigt sich das Verhalten. Tiefenpsychologisch betrachtet bietet das Materielle dann einen Schutzpuffer für das verunsicherte Ego. Der Begriff Materie ist verwandt mit dem lateinischen Wort für Mutter, „mater". Das Bild passt. Messies sammeln so viel Materie an, dass der Raum um sie herum immer enger wird. Sie ziehen sich damit in einen selbstgemachten Mutterschoß zurück. Der schützt sie vor der Welt draußen und den eigenen bedrohlichen Impulsen.

Waschzwang ist die Zwangsstörung auf der Gegenseite des Hygienespektrums. Die Betroffenen haben das Gefühl, nie sauber genug zu sein. Fast alle Gedanken kreisen um Krankheitserreger und Schmutz. Die Angst vor Bakterien ist so groß, dass es unmöglich wird, mit bloßen Händen eine Türklinke anzufassen. Der Ekel erlaubt es nicht, Bus oder Bahn zu fahren. Die Benutzung öffentlicher Toiletten wird zum Problem. Bei jedem vermuteten Keimkontakt hilft nur sofortige wiederholte gründliche Wäsche nach einem individuellen Ritual, das beim Fortschreiten der Störung immer mehr Zeit in Anspruch nimmt. Die Betroffenen wissen, dass ihre Angst vor Bakterien übertrieben ist. Das hilft nicht, sondern fördert die Isolation. Im schlimmsten Fall schaffen sie es nicht mehr, ihren Beruf auszuüben, und gehen kaum noch aus dem Haus.

Zu den Ursachen des Waschzwangs gehören neben genetischen Faktoren Unsicherheit und ein starkes Kontrollbedürfnis. Das ausgeführte Reinigungsritual entlastet und bringt die Sicherheit zurück – zumindest für kurze Zeit.

Beide Formen der Zwangsstörungen bringen großes Leid mit sich und sind schwer zu überwinden. Die These, wir *alle* seien Waschzwangopfer und Messies zugleich, klingt da völlig absurd. Oder doch nicht? Wir lassen uns von Industrie und Werbung verführen, viel mehr und viel aggressivere Pflege-, Wasch- und Reinigungsmittel zu verwenden, als wir für gute Hygiene bräuchten. Die Aktivkohlemasken und Hautberuhigungslotionen und

Frischegels und Soft-Care-Weichspüler und 99,99-Pro-zent-Bakterien-weg-Sprays schaffen psychische Entlastung bei unseren Gefühlen diffuser Unsicherheit, die uns die Marktforscher bescheinigen. Das klingt ein bisschen wie Waschzwang light.

Auf der anderen Seite sehen wir, wie sich in unserer Umwelt immer mehr Problemchemikalien und gefähr-liche Abfälle anhäufen. Sie entstehen als Nebenprodukt all der Dinge, die uns die Konsum- und Wegwerfgesell-schaft sonst noch bietet. Wie wir den Müll im Meer und den Feinstaub in der Luft loswerden sollen, weiß keiner so recht. Wir machen einfach trotzdem weiter. Wie echte Messies.

Die Folgen erläutert das nächste Kapitel.

5

WIE WERDEN WIR DEN SCHMUTZ WIEDER LOS, DEN WIR IN DIE WELT GEBRACHT HABEN?

Schmutzteufel Mensch: Die Industrie zaubert aus den Rohstoffen des Planeten immer neue chemische Verbindungen. Als unerwünschte Nebenprodukte entstehen neuartige Schmutzarten wie Feinstäube, Pestizide und Mikroplastik, die Luft, Böden und Meere vergiften. Der menschengemachte Schmutz der Neuzeit wird zum Bumerang. Im „Plastozän" der Moderne überschreiten wir die Belastungsgrenzen der Natur.

Der Ausflug in die Welt des großen Schmutzes startet im Betriebshof der Stadtreinigung Hamburg. Straßenfeger im Dienst zu erleben, öffnet die Augen. Die Männer mit den Besen sind dicht dran am Großstadtdreck. Die Schicht beginnt um 4:45 Uhr in der Umkleide. Alltagsklamotten in den Spind, stattdessen in Knallorange wechseln – T-Shirt, Sweater, Latzhose, Kapuzenanorak, dazu Sicherheitsschuhe und Arbeitshandschuhe. Die Begleiterin bekommt einen Satz Leihkleidung. Man ist per „du". Teamleiter Roman, Jürgen, Peter, Stefan, Heiko. Zwei Fahrzeuge, der kleinere Wagen fürs Besenkehrgut, der Monstersauger-Lkw fürs Laub.

Punkt 5:00 Uhr geht es los. Oben am Himmel die Mondsichel. Das Team ist für St. Georg zuständig, einen aus Abfallperspektive interessanten Stadtteil. An den Gleisen hinter dem Bahnhof Rotlicht, Drogen, Wettbüros, Kneipen im Souterrain, an der Alster auf der anderen Seite hanseatisches Großbürgertum. Die Rosenallee gehört zur ersten Kategorie. „Wie in *Krieg der Sterne*", erklärt Roman, „eine andere Dimension." Der Straßenrand ist streckenweise eine wilde Müllkippe. Ein umgekippter Stuhl mit zweieinhalb Beinen thront neben einer verbogenen Schreibtischlampe, zerrissener verdreckter Kleidung, zerbrochenen Flaschen, aufgeschlitzten Plastiktüten. Die Tüten sind immer aufgeschlitzt, weil es Leute gibt, die selbst in den Resten hier Brauchbares vermuten.

All diesen Unrat müssten die Bewohner auch in dieser Straße ordentlich in die grauen Hausmülltonnen verstauen oder als Sperrmüll abfahren lassen. Aber es ist vergeblich, Verursacher zu finden und Ordnungswidrigkeiten zu ahnden. Und wenn die Haufen liegen bleiben, werden sie noch schneller noch größer. „Die Hemmschwellen sind geringer, wenn etwas eingesaut ist", lernt man als städtischer Putzmann. Die Ratten freuen sich.

Also Handschuhe an, tief einatmen, raus aus dem Wagen, die großen Sachen auf die Ladefläche werfen, die Reste mit Besen und Harke auf die Schippe und in den Müllsack kehren. Nicht zu genau hinschauen. Wer hier arbeitet, hat keine Illusionen. „Schmutz gehört zu unserer Kultur", sagt Roman.

Vor 31 Jahren ist er mit 19 aus Polen gekommen, konnte nicht viel Deutsch und hat bei der Stadtreinigung angeheuert, zuerst bei der Müllabfuhr. Seit 15 Jahren ist er nun für die Straßenreinigung hier im Quartier zuständig. Montag bis Freitag St. Georg. Er kennt die Obdachlosen, die Drogenkids, die Polizisten, die illegalen Immigranten, die Flaschensammler, das Elend. Er selbst wohnt am Stadtrand, ein Sohn ist Lehrer und bringt Kindern die deutsche Sprache bei.

Es ist Herbst, die Saison, wo 12 000 Tonnen Laub auf Hamburgs öffentliche Flächen herabregnen. Die anderen im Team sind schon auf der nobleren Seite des Reviers damit beschäftigt, Gehwege und Parkstreifen davon zu befreien. Ringsum braust der Morgenverkehr dicht an den Männern in Orange vorbei. Wer mit Müll- oder Kehrwagen die Straße blockiert und zu Fuß mit Besen dafür sorgt, dass der Asphalt nicht in Laub untergeht, mag ein wichtiges Rad im Getriebe sein, ist aber auch ein Ärgernis für freie Fahrt und schnelles Vorwärtskommen.

Stefan hat ein schweres Power-Akku-Blasgerät über der Schulter. Er wirbelt damit Blätter vom Bürgersteig und unter parkenden Autos auf freie Asphaltflächen. Jürgen und Peter sind für die Handarbeit zuständig. Sie kehren das

Laub mit großen Besen zu kompakten Haufen direkt an den Straßenrand. Den Rest erledigt Heiko mit dem Kehrmaschinen-Lkw. Dessen Besen sehen aus wie XXL-Spülbürsten in der Dimension von Autoreifen und schaufeln das Laub automatisch ins Innere.

Straße für Straße wird befreit. Klar, morgen sind Müll und Laub wieder da. Wie anders es trotzdem wäre, wenn all die Wagen mit den HH-SR-Nummernschildern samt Besatzung mal zwei Wochen freimachen würden, kann man sich nach so einer Schicht vorstellen. Solange das nicht passiert, sieht man der Stadt die riesigen Müllberge nicht an, die täglich verschwinden. Die Ausscheidungen von St. Georg landen am Ende der Schicht in der Müllverbrennungsanlage. Vorsichtig fahren Lkws rückwärts an den Schacht, abkippen, und weg ist der Unrat. Die Anlage verwandelt ihn in verwertbare Materialien wie Schrott für Metallhütten, Schlacke für den Straßenbau, dazu Strom und Wärme.

Die schmutzigen Wahrheiten jenseits der „Entsorgung"

Der „Stoffwechsel" der Städte und Dörfer funktioniert meistens reibungslos. Auch wer keine private Hilfe beim Saubermachen hat, beschäftigt mit seinen Abfallgebühren gut organisiertes Putzpersonal. Noch einmal Beispiel Hamburg: Um die 1,8 Millionen Einwohner in 1 Million Haushalten kümmern sich im Außendienst 1466 Mitarbeiter von Müllabfuhr und Straßenreinigung. Sie schaffen pro Jahr 455 000 Tonnen Restmüll weg, fast 500 Kilogramm pro Haushalt. Dazu kommen Grünabfall, Altpapier, Sperrmüll, Kehricht und Laub. Knapp 350 Millionen Euro kostet das.

Die Lkws und die Mitarbeiter der Müllabfuhr sind im Stadtbild präsent. Sie stehen für die Verheißung, dass Schmutz gut beherrschbar ist. Allerdings bleiben auch bei modernen Anlagen ein paar ziemlich giftige Reste übrig. Kessel- und Filterstäube, die als Sondermüll unter Tage landen. Abgase wie Stickoxide, von denen Reste trotz Filter durch hohe Schornsteine verschwinden. Ja, die Grenzwerte werden eingehalten. Das Problem sind und bleiben die gigantischen Müllmengen. 455 000 Tonnen unverwertbarer Abfall allein in Hamburg. Der Verstand sagt: zu viel.

Das zweite System, das uns den großen Schmutz gegen Gebühr vom Leibe hält, ist im Alltag noch unauffälliger als die Müllabfuhr. Die Reinigung des Abwassers findet unsichtbar statt. Rund 120 Liter pro Kopf und Tag spülen wir im Privatbereich durch Ausgüsse und Toiletten. Unter deutschen Böden fließt Schmutz- und Regenwasser durch ein 575 000 Kilometer langes Rohrsystem in 9300 Kläranlagen. Enthalten ist das, was nach der Verdauung übrig bleibt, dazu Klopapier, Schmutzwasser aus Putzeimern, Wasch- und Geschirrspülmaschinen, Zahn- und Rasiercreme, WC-Reiniger, Make-up, ausgekämmte Haare. Auch vieles, was eigentlich in die Mülltonne oder in den Sondermüll gehört, wie Kondome, Tampons, Binden, Katzenstreu, entsorgte Arzneimittel. Manchmal finden die Klärwerksmitarbeiter auch Gebisse, Plastikpakete mit Drogen oder Eheringe. Die werden, sofern sie jemand entdeckt, herausgefischt. Der Rest durchläuft komplexe Reinigungsrituale mit Stufen wie Siebung, Ölabscheidung, Sedimentation, Filtration, Flotation, Nitrifikation, Denitrifikation, Adsorption, Oxidation, Desinfektion. Am Ende ist das behandelte Wasser sauber genug, um wieder in den natürlichen Gewässerkreislauf zurückzukehren. Auch dieses System ist eingespielt und bewährt.

Allerdings entsteht auch hier eine gigantische Menge Restschmutz, der den Stoffwechsel zwischen Mensch und Natur weiter belastet: der Klärschlamm. Er besteht aus Schwebstoffen und Bakterien, die sich bei der Wasserreinigung in den Becken absetzen. In Deutschland kommen zwei Millionen Tonnen pro Jahr zusammen. In ihnen steckt noch viel Chemie. Oder, wie das Umweltbundesamt es diplomatisch formuliert, eine „ganze Reihe von Schadstoffen, die eine Entsorgung mitunter erschweren".

Deshalb Vorsicht! Alles, was den vielsagenden Begriff „Entsorgung" trägt, hat Tücken. Das erstaunlich mühelose Verschwinden von Müll und Abwasser verleitet zum Prinzip „Aus den Augen, aus dem Sinn". Weg mit allem, was wir loswerden wollen! Alles ist ja geregelt. Wozu noch darüber nachdenken, was da in der Tonne und im Klo landet?

Die Haltung kann sich rächen. Denn es gibt neben den Mülltonnen und den Abwasserrohren noch ein drittes System, dem nicht nur die Hamburger, die Deutschen, die Europäer, sondern alle fast 8 Milliarden Erdbewohner Dreck anvertrauen. Wir nennen es nicht Restmüllschlucker oder Ekeltonne, sondern Umwelt.

Luft, Wasser und Boden müssen all die Reste willkommen heißen, die sich an den geordneten Bahnen vorbeischmuggeln. Davon gibt es überreichlich – die Abgase aus Fabrikschornsteinen von Afghanistan bis Zypern und Auspuffen von 1,3 Milliarden Kraftfahrzeugen weltweit. Der Ruß vom dreckigen Schiffsdiesel, den Kreuzfahrt- und Containerschiffe als Treibstoff nutzen. Die Chemikalien, mit denen die Kläranlagen nicht fertig werden. Die Reste der Unkrautvernichtungsmittel und die Gülle von Abermillionen Rindern und Schweinen, die auf den Feldern verspritzt wird. Der Müll, den Flüsse ins Meer spülen. An irgendeinem Punkt haben sich diese unerwünschten Elemente der weltweiten Warenströme in herrenlosen Unrat verwandelt, für den sich keiner mehr zuständig und verantwortlich fühlt.

All solchen Schmutz unter Kontrolle zu halten, der im Himmel, in den Ozeanen oder im Boden unter unseren Füßen landet, ist gänzlich unmöglich. Aber es ist bitter nötig, sich gerade mit diesem Schmutz zu beschäftigen, der sich der Entsorgung entzieht. Sowohl im eigenen Land als auch weltweit. Er ist gefährlich.

Schmutz in der Luft – viele Daten, wenig Einordnung

Wie am Anfang des Buchs ausgeführt, ist die Luft um uns herum ein Überraschungscocktail. Täglich neu gemischt. Von Ort zu Ort verschieden. Sie birgt den lebenswichtigen Sauerstoff, den wir mit jedem Atemzug genießen. Und in Spuren ganz unterschiedliche Zutaten – von Heizungsabgasen über Blütenpollen bis zu Kraftwerksruß und Zigarettenrauch. Muss uns das ängstigen?

Sicher ist, dass das Atmen in Deutschland in der jüngeren Vergangenheit spürbar gesünder geworden ist. Wer den Ruß im Ruhrgebiet in den 1970er-Jahren oder die chemiegeschwängerte Luft in der Region Bitterfeld-Wolfen zu DDR-Zeiten erlebt hat, dem sind Dünste in Erinnerung, die man Kindern und Enkeln kaum noch beschreiben kann. Schwefeldioxid, das Bronchien, Augen und Atemwege reizt und noch in den 1990er-Jahren den sauren Regen und das Waldsterben verursacht hat, spielt heute fast keine Rolle mehr. Auch die Kurven für Feinstaub und Stickoxide zeigen nach unten. Allerdings ist die Belastung extrem unterschiedlich. Wer an Straßen wohnt, durch die sich Pkws und Lkws im Dauer-Stop-and-Go quälen, merkt von solchen statistischen Verbesserungen wenig.

Wie gefährlich ist unsere Atemluft also? Mehr als 650 Messstationen in Deutschland analysieren die Bestandteile. Grafiken zeigen „Feinstaub-Tagesmittel", „Stickstoff-Dioxid-Jahresmittelwerte", „Überschreitungstage des langfristigen Zielwerts". Allerdings scheinen sich die Wissenschaftler, die diese Messwerte interpretieren sollen, selbst nicht sicher zu sein, ob sie eigentlich Erfolge und Niederlagen verkünden. Eine Überschrift zum Feinstaub lautet: „Niedrige Belastung, aber keine Entwarnung für die Gesundheit." Beides stimmt. Das liegt daran, dass der EU-Grenzwert viel laxer ist als die Empfehlung der Weltgesundheitsorganisation WHO. Der dort empfohlene Wert wird in Deutschland an 87 Prozent der „verkehrsnahen Stationen" überschritten. Das ist schlecht für die Lunge und den Rest des Körpers. Besonders Kleinkinder leiden, denn sie atmen im Verhältnis zur Körpergröße wesentlich mehr Luft ein und aus als Erwachsene.

Hotspots für Überschreitung der Stickoxid-(NO$_2$)-Belastung 2017 (Grenzwert im Jahresmittel: 40µg/Kubikmeter Luft)

München: Landshuter Allee	78 µg/Kubikmeter Luft
Stuttgart: Am Neckartor	73
Köln: Clevischer Ring	62
Reutlingen: Lederstraße Ost	60
Düren: Euskirchener Straße	58
Hamburg: Habichtstraße	58
Limburg a. d. Lahn: Schiede	58
Düsseldorf: Corneliusstraße	56
Kiel: Theodor-Heuss-Ring	56
Heilbronn: Weinsberger Straße	55

Beim **Feinstaub** lohnt es sich, die saubersten Messstellen anzuschauen, an denen der Grenzwert (50µg/Kubikmeter Luft) für Partikel der Größe PM10 (< als 10µm = 0,01 Millimeter) an *keinem einzigen* Tag des Jahres überschritten worden ist. Fast alle mitten in der Natur, viele auf einem Berg:

Baden-Württemberg: Schauinsland und Schwarzwald Süd
Bayern: Bad Hindelang
Hessen: Kleiner Feldberg und Wasserkuppe
Niedersachsen: Wurmberg
NRW: Netphen (Rothaargebirge) und Simmerath (Eifel)
Rheinland-Pfalz: Hunsrück-Leisel und Westeifel-Wascheid
Saarland: Biringen
Sachsen: Carlsfeld
Thüringen: Schmücke

Aus medizinischer Sicht bedrohen Feinstaub und Stickoxide die Gesundheit auf unterschiedliche Weise.

* **Feinstaub** in der Luft ist gefährlich, weil er extrem winzige Partikel enthält, die über die Lunge ins Blut gelangen können. An verkehrsreichen Straßen, wo die Feinstaubkonzentrationen hoch sind, stellen Ärzte bei ihren Patienten regelmäßig mehr Schlaganfälle, Herzerkrankungen und Atemwegsleiden wie Asthma fest. Auch die Gefahr von Lungenkrebs steigt, weil krebserregende Substanzen an der Oberfläche der Feinstaubpartikel haften.

* **Stickoxide** greifen hauptsächlich die Schleimhäute an. Sie verengen schon in niedrigen Konzentrationen Bronchien und Blutgefäße. Das merken besonders Menschen, die schon Probleme mit der Atmung haben. Auch Allergiker sind betroffen, denn Stickoxide steigern die Wirkung von Allergenen.

Und was ist schlimmer? Aktuell haben die Stickoxide den Feinstaub wegen des Dieselskandals aus den Schlagzeilen verdrängt. Doch nach Meinung der Wissenschaftler ist und bleibt die Feinstaubbelastung brisanter.

Eine große EU-Studie *Air quality in Europe* von 2017 hat eine Modellrechnung gewagt, um die beiden Gesundheitsgefahren aus der Luft abzuschätzen und zu vergleichen. Die Zahlen schockieren. Feinstaub verursacht danach in Europa 428 000 zu frühe Todesfälle pro Jahr (in Deutschland 66 080). Zu viel Stickoxid in der Luft ist für 78 000 vorzeitige Todesfälle verantwortlich (in Deutschland für 12 860).

Bleibt die Frage: Wie lassen sich Risiken vermeiden?

Für eine WDR-Reportage hat sich Christoph Schmidt auf ein Experiment eingelassen. Er ist in Köln im Vorstand des Radfahrervereins ADFC aktiv. Nun radelt er an einem ganz normalen Wochentag zu verschiedenen Tageszeiten zwei Rundtouren in der Kölner Innenstadt ab. Am Lenker ist ein Gerät befestigt, das Stickoxide in Echtzeit misst. Das zeigt sie realitätsnäher als die offiziellen Messstationen am Straßenrand. Schmidt ist an Teilstrecken ohne Radweg mitten zwischen den Autos unterwegs; seine Nase und sein Messgerät sind näher an den Abgasen der Motorisierten.

Teststrecke 1 führt ausschließlich durch Hauptverkehrsstraßen. Die Messwerte sind entsprechend hoch. 40 Mikrogramm Stickstoffdioxid (NO_2) pro Kubikmeter Luft ist der Grenzwert, den Orte nicht mehr als 35 Tage im Jahr überschreiten dürfen. Bei Schmidts Tour auf der verkehrsreichen Strecke zeigt das Gerät regelmäßig 70 bis 130 Mikrogramm an. Der Durchschnittswert bei den Fahrten liegt bei 86 Mikrogramm. Teststrecke 2 verläuft auf Nebenstecken parallel zu den viel befahrenen Straßen. Hier ist die Luft mit 54 Mikrogramm deutlich geringer belastet, aber immer noch alles andere als sauber.

Was bedeutet so ein ungesunder Luftmix für einen Radler, der sich täglich durch die Großstadt kämpft und dabei auch noch wesentlich tiefer (also mehr Schadstoffe) einatmet als ein Fußgänger? Soll er sich eine Gasmaske zulegen? Ein Auto kaufen und selbst der Auspuffarmee beitreten? Zu Hause bleiben? Aufs Land ziehen?

Christoph Schmidt lässt sich die Werte von einem Professor der Sporthochschule interpretieren. Der zeigt Bilder, wie die Schadstoffe sich über die Lungenbläschen im Körper ausbreiten und „Mikro-Entzündungen" auslösen. Das sieht ungut aus. Trost spendet die ärztliche Diagnose trotzdem, weil sie Vor- und Nachteile in Beziehung setzt. Das Radfahren in schlechter Luft werde die gesamte Lebenserwartung statistisch zwar um bis zu 40 Tage verringern, sagt der Mediziner. Von der Kosten-Nutzen-Rechnung her sei das jedoch unproblematisch. Denn die Bewegung beim Radeln steigere die Lebenserwartung um 14 Monate.

Ein Rat geht allerdings aus dem Test klar hervor. Wenn es wenig befahrene Alternativstrecken zu Hauptverkehrsstraßen gibt, ist es deutlich gesünder, sie zu benutzen.

Schmutz im Wasser: ein Rendezvous alter und neuer Giftstoffe

Die Schlei in Schleswig-Holstein sieht aus wie ein Fluss, doch sie ist eine Förde, ein 42 Kilometer langer Meeresarm zwischen Schleswig im Landesinneren und der Ostseeküste. Ein kleines Paradies mit vielen naturbelassenen Buchten und kleinen Inseln, drumherum ein Naturpark, beliebt als Erholungs- und Feriengebiet. Im Frühjahr 2018 stört Gewässeralarm die heile Welt. Am Ufer finden sich Massen von Plastikteilen, klein wie Konfetti. Die Quelle ist bald entdeckt. Es ist das von den Stadtwerken Schleswig betriebene Klärwerk. Aus dem Ausfluss ist über Monate hinweg zerhäckselter Kunststoff in die Schlei gelangt.

Plastikreste aus dem Klärwerk? Was über die Hintergründe zu erfahren ist, klingt abenteuerlich und unappetitlich. In den Faultürmen des Klärwerks wurden dem Mix aus Abwasser und Bakterien Essensreste beigegeben, die eine Recyclingfirma regelmäßig geliefert hat: Überbleibsel aus Restaurants und abgelaufene Lebensmittel aus Supermärkten. Der Input sollte dazu dienen, die Energieausbeute im Klärwerk zu erhöhen. Denn die Faultürme fungieren zugleich als Biogasanlage und produzieren Strom und Wärme. Und Stromgewinnung aus Speiseresten wird vom Erneuerbare-Energien-Gesetz gefördert.

Der Vertrag läuft über 16 000 Tonnen pro Jahr. Das Unternehmen häckselt Joghurt, Tiefkühlpizza und Schinken samt Verpackung – in der Annahme, die Kunden würden die „Fremdköper" selbst entfernen. Das ist schiefgegangen. Die Tankwagen kippten ihre Ware samt Plastikschnitzeln direkt ins Werk, und sie landete ohne Kontrolle in den Faultürmen. Die Siebe und der Sandfang waren nicht fein genug, um das Kunststoffkonfetti zurückzuhalten. Die biologischen und chemischen Werte wurden am Kläranlagenauslauf gemessen und waren okay. Auf Plastik musste nicht getestet werden. Die Folgen (Stand Anfang Juli 2018): Auf beiden Seiten des langen Uferstreifens bis zur Mündung verteilen sich Millionen millimeter- bis zentimetergroße Schnipsel, die sich durch Wind und Wellen ständig neu gruppieren. Helfer versuchen, die Miniteilchen mit Rechen einzuharken, was im schwer zugänglichen Schilf eine denkbar unbefriedigende Aufgabe ist. Vogelschützer sind besorgt. Tourismusamt und Ferienhausbesitzer fürchten um das Image des Naturparks. Firmensprecher und Stadtwerkegeschäftsführer schieben sich gegenseitig die Schuld zu. Die Medien melden: Die Reinigung könnte Jahre dauern und die Kosten könnten eine siebenstellige Höhe erreichen. Das Landeskriminalamt ermittelt.

Es ist eine Provinzposse, aber sie macht sichtbar, dass Schmutz im Wasser auch bei scheinbar geordneten Verhältnissen viel Ärger machen kann. Normalerweise spielen sich die großen Schmutzwasserdramen von heute nicht mehr in

Mitteleuropa ab. Vorbei die Jahrzehnte, in denen die Elbe eine stinkende Industriekloake war, in die tonnenweise giftiges Blei und Quecksilber eingeleitet wurden.

Klärwerke und Abwassergrenzwerte haben für Abhilfe gesorgt. Wasserverschmutzung findet trotzdem noch statt, nur subtiler. Im Boden und im Wasser landen zum Beispiel die Schadstoffe, die der Regen aus der Luft auswäscht. Dazu kommen Unkraut- und Schädlingsvernichtungsmittel, die großflächig auf Feld, Wald und Wiesen gesprüht werden. Und das ist oft Problemchemie in Kanistern, auf denen Warnhinweise wie „verursacht schwere Augenschäden" oder „giftig für Wasserorganismen, mit langfristiger Wirkung" stehen.

Es ist ein Hase-und-Igel-Spiel. Chemikalien, die sich als gefährlich erwiesen haben, sind inzwischen verboten, andere ersetzen sie. Die tückischsten alten sind allerdings nicht völlig verschwunden. Sie wirken deshalb so perfide, weil sie schwer abbaubar sind und sich anreichern können. Kleine Wasserorganismen nehmen sie zu sich und werden dann von größeren und die von wieder größeren gefressen. So versammeln die Substanzen sich nach ihrer Reise durch das Wasser in der Nahrungskette, werden von Algen und Plankton bis zu Fischen weitergereicht und tauchen irgendwann in der Muttermilch auf.

Sind Ersatzmittel weniger gefährlich als die aus dem Verkehr gezogenen? Bis das Gegenteil bewiesen ist, gilt das Prinzip Hoffnung: Mögen unsere Gifte nur die bösen Kreaturen treffen und die Nützlinge und die Menschen verschonen! In der Vergangenheit hat das längst nicht immer geklappt.

Vier Arten von Schmutz geben Umwelt- und Wasserämtern Anlass zur Sorge:

Biozide. In Deutschland sind nach amtlichen Angaben „mehr als 30 000 Biozid-Produkte auf dem Markt". Übersetzt bedeutet der Begriff, dass ihr Einsatz sich gegen lebendige Organismen richtet. Biozide stecken in Ameisengift und Mückensprays. Andere sollen Hausfassaden und Bootsrümpfe vor Bakterien schützen. Die meisten Unkraut- und Insektenvernichtungsmittel gehören in diese Kategorie. Sie sollen verhindern, dass gefräßige Blattläuse und Insektenlarven sich über Getreide und Gemüse hermachen und die sogenannten Unkräuter gegenüber den Nutzpflanzen überhandnehmen. Sie sollen sicherstellen, dass die Rosen im Garten nicht dem Dickmaulrüssler und die Fichten im Wald nicht dem Borkenkäfer zum Opfer fallen. Und weil sie draußen wirken sollen, steht keine Kläranlage zur Entgiftung bereit. Die Reste landen direkt in Böden und Gewässern.

109 000 Tonnen Pflanzenschutzmittel sind in Deutschland pro Jahr im Einsatz, das sind 1,3 Kilogramm pro Einwohner. „Nachteilige Wirkungen – und die gibt es immer – werden bei der Zulassung akzeptiert, wenn sie als vertretbar eingestuft werden", schreibt das Umweltbundesamt. Das heißt, dass Wasserpflanzen, Fische oder andere Wasserorganismen mitunter bewusst geschädigt werden. In der Regel mindestens zehn Jahre, so lange ist ein zugelassenens Mittel ohne weitere Prüfung auf dem Markt. Auch wenn zwischendurch Bedenken auftreten. Es sei „nicht auszuschließen, dass die eine oder andere Zulassung nach dem künftigen Stand von Wissenschaft und Technik nicht mehr erteilt würde". Das stimmt wenig zuversichtlich.

Nitrate. Nitrate sind wasserlösliche Stickstoffsalze, die in fast allen Böden vorkommen und das Pflanzenwachstum fördern. Künstlich aufgebracht, dienen sie als Dünger, um höhere Ernten zu erzielen. Dabei kommt es aber in der Intensivlandwirtschaft häufig zur Überdüngung. Mehr als 100 Kilogramm landen pro Hektar durch Kunstdünger, Gülle und Mist auf Äckern und Grünland, auch weil die Landwirte nicht wissen, wohin mit all der Gülle ihrer Schweine und Rinder. Längst nicht alles können die Pflanzen aufnehmen, Reste sickern Richtung Grundwasser. Das ist schlecht für das Trinkwasser, das daraus gewonnen wird; zu viel Dünger hat darin nichts zu suchen. Ausgewaschene Nitrate, die in Seen, Flüssen und im Meer landen, können außerdem zu einer Kettenreaktion führen: zu Überdüngung, Algenblüte, Sauerstoffmangel, Fischsterben.

Jahrelang hat Deutschland sich geweigert, die steigende Nitratbelastung zu bekämpfen, besonders in der Mastviehhochburg Niedersachsen. Ein Viertel der Messstellen überschreitet den Schwellenwert der Grundwasserverordnung. Die betroffenen Brunnen dürfen ohne Zusatzreinigung keine Trinkwasserlieferanten mehr sein. Im Oktober 2016 hat die EU-Kommission Deutschland deshalb offiziell verklagt. 2017 verabschiedete der Bundestag eine neue Gülleverordnung. Sie führt neue Obergrenzen nach Standort und Kulturart ein und verlängert die Zeiten, in denen keine Düngemittel verspritzt werden dürfen. Zu spät und nicht ausreichend, urteilte der Europäische Gerichtshof im Juni 2018. Nun drohen hohe empfindliche Geldstrafen.

Arzneimittel für Mensch und Tier. Medikamente der Humanmedizin geraten über die Kanalisation in Gewässer. Kranke scheiden Teile der Wirksubstanzen wieder aus; abgelaufene Tabletten landen im WC und werden weggespült. Ein großes Problem ist, dass die bisherigen Reinigungsstufen der Klärwerke Arzneimittel nur teilweise oder gar nicht herausfiltern oder zersetzen können. Ein zweites Problem besteht darin, dass die Arzneien darauf angelegt sind, schon in sehr kleinen Mengen zu wirken. Zu den Medikamenten, die am häufigsten gefunden werden, gehören Entzündungshemmer wie Diclofenac, Betablocker wie Metoprolol und Psychopharmaka wie Diazepam. Ob und wie das die Psyche und den Herzrhythmus von Aal und Zander verändert, ist schwer zu beurteilen. Vielleicht wirkt sich die Chemiegabe erst beim nächsten Kettenglied auf Kunden der Fischtheke aus.

Noch direkter sickern Tierarzneimittel in Böden und ackernahe Gewässer. Sie stammen aus den Ausscheidungen der Weidetiere oder aus der Gülle, die auf die Felder verteilt wird. Brisant ist, dass sie Antibiotika enthalten, die die Entwicklung resistenter Keime begünstigen können (mehr dazu in Kapitel 5).

Chemikalien aus dem Haushalt. Wie im letzten Kapitel beschrieben, haben Waschen und Putzen eine schmutzige Seite. Was von 630 000 Tonnen Waschmittel, 220 000 Tonnen Weichspüler, 480 000 Tonnen Reinigungs- und Pflegemitteln ins Abwasser gelangt, muss wieder herausgefiltert werden, damit Bäche und Flüsse nicht zu Schaumseen werden. Und auch Teile dieser Fracht sind schwer abbaubar und können sich laut Umweltbundesamt „trotz bestimmungsmäßigen Gebrauchs" in Umwelt und Organismen anreichern.

Viermal so groß wie Deutschland – der „Great Pacific Garbage Patch"

Was tun? Das Prinzip „Aus den Augen, aus dem Sinn" klappt bei Schmutz nicht auf Dauer. Während man wegschaut, verbreitet er sich schleichend und ungefragt in Luft, Wasser und Böden. Wir müssen die Tatsache akzeptieren: Homo sapiens hat die Kontrolle über die Substanzen verloren, mit denen er hantiert. Seit der moderne Mensch aus den Rohstoffen der Welt immer mehr neue chemische Verbindungen zaubert, hat sich die Art und Menge des selbst gemachten Schmutzes vervielfacht. Und nun ist es wie bei der Büchse der Pandora. Die enthält gemäß der Mythologie der griechischen Antike alle Übel der Zeit. Einmal geöffnet, üben sie Terror aus. Der Zustand davor ist nie mehr wiederzuerlangen.

Wir sind zu weit gegangen. Die Natur steckt vieles weg, aber manches ist für sie unverdaulich. Und die technischen Erfindungen, die dafür sorgen sollen, die selbst gemachten Schmutz- und Müllprobleme wieder loszuwerden, halten mit der Verschmutzung nicht Schritt.

Mikroplastik heißt das neue Stichwort. Damit bezeichnet man Partikel, die kleiner als 5 Millimeter sind und zum Teil nur Nanometer (millionstel Millimeter) messen. Wie in einer frühen PET-Flaschen-Werbung von Coca-Cola prophezeit, hat sich das Material als „unkaputtbar" erwiesen. Durch UV-Licht und Wellenbewegungen wird Plastik zwar bis zur Pulverisierung zerkleinert, aber nicht in biologisch abbaubare Partikel zersetzt.

Anders als die großen Teile sind die mikroskopisch kleinen auch mit bestem Willen kaum wieder aus der Umwelt zu entfernen. Mikroplastikteilchen werden bewusst als Zutat von Duschgels, Zahncreme und Peelingmitteln eingesetzt, weil sie wie winzige Reibeisen wirken und reinigen. Die Hauptquellen in der Umwelt stammen allerdings aus unabsichtlicher Erzeugung: Werden synthetische Textilien wie Fleecejacken gewaschen, lösen sich bei jedem Waschgang winzige Fasern ab. Sie sind so klein, dass Kläranlagen sie nicht zurückhalten. Sie landen irgendwann im Meer. Mikroplastik hat die unangenehme Eigenschaft, Umweltgifte fast magnetisch anzuziehen. Frei im Meer treibend, wird es vom Plankton aufgenommen, jenen kleinen Meereslebewesen, die Grundnahrungsmittel für Fische sind. Auf diese Weise gelangt alles in die Nahrungskette und in den Supermarkt.

Die Idee, Mikroplastik auch im menschlichen Organismus zu suchen, lag in dieser Situation nah. Aber erst im Oktober 2018 stellten österreichische Wissenschaftler die erste und noch kleine Studie dazu vor. Die acht Testpersonen leben in Österreich, Finnland, den Niederlanden, Großbritannien, Italien, Polen, Russland und Japan. Sie notierten eine Woche lang, was sie aßen und tranken und gaben Stuhlproben ab. Darin fanden sich bei allen Mikroplastikpartikel in der Größe von kleinen bis mittleren Sandkörnern (50 bis 500 Mikrometer), im Durchschnitt 20 Teilchen pro 10 Gramm Stuhl. Noch ist unklar, über welche Wege der Kunststoff in den Körper gelangt. Infrage kommen der Abrieb von PET-Flaschen und Lebensmittelverpackungen, aber auch Fisch und Meerestiere, die für alle Teilnehmer zum Einkaufs- und Speiseplan gehörten.

Welche Dimensionen das Problem hat, ist schon länger bekannt. Bei einer Untersuchung von 18 Stränden in aller Welt gab es keinen ohne Mikroplastikbelastung. Aber auch die größeren Teile haben es in sich. Eine Untersuchung des Umweltverbands WWF hat gezeigt, mehr als 90 Prozent der Eissturmvögel Plastik im Magen haben. Das kann nicht vom Land kommen, die Vögel ernähren sich ausschließlich im Meer.

SO LANGE BLEIBT DER MÜLL IM MEER

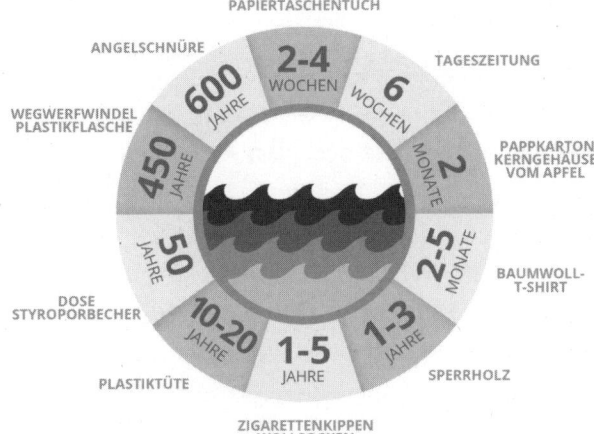

PAPIERTASCHENTUCH

ANGELSCHNÜRE

TAGESZEITUNG

WEGWERFWINDEL
PLASTIKFLASCHE

PAPPKARTON
KERNGEHÄUSE
VOM APFEL

600 JAHRE

2-4 WOCHEN

6 WOCHEN

450 JAHRE

2 MONATE

50 JAHRE

2-5 MONATE

BAUMWOLL-
T-SHIRT

DOSE
STYROPORBECHER

10-20 JAHRE

1-5 JAHRE

1-3 JAHRE

PLASTIKTÜTE

SPERRHOLZ

ZIGARETTENKIPPEN
WOLLSOCKEN

Quelle: Umweltbundesamt

Die bisher bedeutendste Ansammlung von Müll im Meer ist noch auf keiner offiziellen Karte verzeichnet. Dabei ist sie mit 1,6 Millionen Quadratkilometern mehr als viermal so groß wie Deutschland. Einen Namen hat das Gebiet schon bekommen: „Great Pacific Garbage Patch". Der große pazifische Müllfleck liegt im endlosen Ozean zwischen Hawaii und Kalifornien. Weil Plastikteile häufig so leicht sind, dass sie nicht sinken, bleiben sie, von Wind und Strömung getrieben, auf der Meeresoberfläche. Durch Strudel verdichten sie sich in bestimmten Zonen, wo die Partikel dann auch bis weit in die Tiefe gezogen werden. In einer gemeinsamen Aktion fischten Forscher auf 18 Schiffen insgesamt mehr als 1 Million Teile und analysierten sie an Bord. 99 Prozent bestand aus Plastik.

Nicht nur der Müll, den wir bewusst loswerden wollen, belastet also Umwelt und Gesundheit. Das Problem liegt in den Produkten, die der Mensch in die Welt setzt und die sich auf dem globalisierten Planeten mit inzwischen fast 8 Milliarden Bewohnern ansammeln. Sie sind zu lange „unkaputtbar".

Der Fluch des Plastozän – was tun mit Müll im Meer?

Seit den 1950er-Jahren hat die Menschheit schätzungsweise mehr als 8 Milliarden Tonnen Kunststoff produziert, und etwa drei Viertel davon sind nach einer aktuellen Studie amerikanischer Umweltwissenschaftler zu Müll geworden. Wiederverwertung und Verbrennung spielen mit 9 und 12 Prozent der produzierten Kunststoffe nur eine Nebenrolle. Der Rest landet auf Müllhalden oder anderswo in der Natur. Unendlich viel schlucken die Weltmeere, in denen sich nach der Hochrechnung der Wissenschaftler mittlerweile 150 Millionen Tonnen akkumuliert haben.

Es hat bis 2017 gedauert, bis die erste UN-Konferenz zum Schutz der Meere stattfand. UN-Generalsekretär António Guterres fand drastische Worte, die seither oft zitiert werden: Wenn alles so weitergehe wie bisher, könnte 2050 im Meer „mehr Plastik als Fisch schwimmen". Alle Vertreter der 193 Mitgliedsstaaten unterzeichneten ein Dokument, das zur Vermeidung von Plastikmüll aufruft. Es offenbart die Dringlichkeit des Problems genauso wie die Hilflosigkeit der Weltgemeinschaft. Denn Ideen für einen Fahrplan zum weiteren Vorgehen fehlen in der Resolution.

Wer zum Beispiel soll die Bergung von Plastikteilen bezahlen, die nach dem Tsunami in Japan nun im Garbage Patch auf der anderen Seite des Pazifiks herumschwappen? Wer ist für die „Geisternetze" haftbar zu machen, die Fischereiflotten vor Jahrzehnten über Bord geworfen haben? Wer kann Unternehmen dazu zwingen, den Müll von morgen aus dem Warenkorb zu streichen?

Bisher sind es Privatinitiativen, die sich kümmern. Zur Bewegung gehören plastikfreie Schulen. Es gibt „Unverpackt"-Läden, in denen man Salz, Mehl und Linsen in eigene Gefäße abfüllt. Kommunen wie Penzance in Cornwall und Wollongong in Australien machen sich auf den Weg, „plastikfreie Städte" zu werden. Am jährlichen „Coastal Cleanup Day", den eine amerikanische Umweltorganisation ins Leben gerufen hat, nehmen inzwischen eine halbe Million Meeresfreunde mit Mülltüte aus mehr als 100 Ländern teil. Letztjährige Ausbeute: 8346 Tonnen.

Aktionen auf hoher See sind weit schwieriger zu organisieren und stehen erst an den Anfängen.

- Am pragmatischsten geht die Stiftung **Waste Free Oceans** die Sache an. Sie bezahlt Fischer dafür, Plastik zu fangen. Passives Müllfischen heißt die Aktion, wenn Müll, der als Beifang anfällt, nicht über Bord geworfen, sondern mit an Land gebracht wird. Zum aktiven Müllfischen dagegen fahren die Fischer in Zeiten, wo sonst nichts zu tun ist, an Hotspots, an denen sich besonders viel Plastik sammelt. Im Hafen wird die Beute sortiert, PET- und PE-Kunststoffe werden zu neuen Verpackungen recycelt. Das Geld kommt von Sponsoren wie der Firma Henkel, die in den nächsten drei Jahren im Anschluss je 100 Tonnen Plastikprodukte aus „gerettetem" Fluss- und Meeresmüll erzeugen will.

- Boyan Slat, ein Niederländer mit kroatischen Wurzeln, hat seine Initiative **Ocean Cleanup** 2012 als 17-Jähriger gestartet. Was als Schulprojekt begann, hat inzwischen erstaunliche Dimensionen erreicht. Per Crowdfunding und bei Großspendern sammelte Slat sehr erflogreich Geld für Tests ein; schon früh beteiligte sich auch die niederländische Regierung. Nach dem Konzept soll die Meeresströmung den Plastikmüll in kilometerlange schwimmende Barrieren treiben. Die bewegen sich per Treibanker und wirken als riesige Fangarme. Was sie zurückhalten, kann dann abgefischt werden. Sechs Jahre später sind 30 Millionen Dollar Spenden zusammengekommen, Universitäten beteiligen sich am Projekt, und Boyan Slat ist Geschäftsführer der Ocean Cleanup Stiftung mit 70 Mitarbeitern. Im September 2018 hat er ein wichtiges Etappenziel erreicht. Ein erstes Schiff ist von Kalifornien aus zur Testfahrt gestartet, im Schlepp ein 120 Meter langes flexibles Rohr von 1,2 Meter Durchmesser, an dessen Unterseite 3 Meter lange Netze hängen. Zunächst soll erprobt werden, wie sich die müllfangende Seeschlange auf hoher See im Einfluss von Wind und Wellen verhält und ob sie realen Meerestieren oder Schiffen gefährlich werden kann – Leuchten, Radarreflektoren und Sensoren sollen die Kollisionsgefahr bannen. Viele Fragen sind noch offen, aber die Initiative hat gezeigt, wie viel Energie, Kreativität und Aufmerksamkeit sich freisetzen lassen, wenn ein Einzelner ein drängendes Problem beherzt angeht.

- Der französische Verein **The Sea Cleaners** will einen künstlichen Riesenrochen als Hochsee-Müllsammelfahrzeug durch die Weltmeere schicken. Der „Manta" ist ein Schiff auf vier Rümpfen, 79 Meter lang und 49 Meter breit. Er soll, angetrieben von Wind und Solarzellen, eine schwimmende Fabrik werden. Müllkapazität: 250 Tonnen. Noch wird am System getüftelt, das den Müll mit einer Art Fließband an Bord holen soll, eine Kompressionsanlage soll ihn dort verdichten. Ein Prototyp im Maßstab 1:10 ist in Arbeit. Erhoffter Ersteinsatz des großen Manta: 2021 vor den Malediven.

- Der Münchner Verein **One Earth – One Ocean** geht die Sache kleiner an. Aber seine Fangschiffe beweisen ihre Tauglichkeit schon seit 2012, unter anderem in Kambodscha und in der Bucht von Hongkong. Hier sind Katamarane die Boote der Wahl. Zwischen den Rümpfen angebrachte Netze fangen den Müll unter Wasser ein. Die kleinste und wendigste Variante ist der 4 Meter lange „SeeHamster" mit Elektroantrieb für Binnengewässer oder Küstenstreifen. Das nächstgrößere Modell, die „SeeKuh", ist 12 Meter lang, 6 Tonnen schwer und seetauglich. Eine viertel Million Euro aus Spenden haben den Betrieb möglich gemacht. Schiffstaufe des ersten Modells war 2016.
Langfristig sollen Schiffe dieses Typs den eingesammelten Müll auf Modellen eines dritten Schifftyps abladen. Der „SeeElefant" ist ein umgebautes Containerschiff mit doppelwandigem Rumpf, der auf hoher See stationiert sein wird. Vision ist ein autarkes Energieschiff. Es nimmt den von den kleineren Schiffen eingesammelten Plastikmüll auf. Ungesunde Kunststoffe wie PVC werden aussortiert, gebunkert und später an

Land gebracht, der Rest wird zerkleinert, durch Erhitzung verflüssigt und zu schwefelfreiem Heizöl umgewandelt. Mit einem Teil davon wird wiederum der nächste Schwung Müll erhitzt und umgewandelt, das restliche Öl ist echtes Wirtschaftsgut, das an andere Schiffe oder in Häfen auf der Route verkauft werden kann. Der Clou: Dieses Prinzip könnte den ganzen Betrieb finanzieren.

Solche technischen Lösungen sind überfällig und zwingend nötig für den Schmutz, der sich schleichend im Müllschlucker Umwelt ansammelt. Mindestens genauso entscheidend ist es, den Zufluss zu stoppen. Für Ideen in diesem Bereich sind Politik, Wirtschaft, Wissenschaft, Justiz und Bürgerkreativität gefordert.

Mit Politik, Paragrafen und Citizen Science im Kampf gegen den Schmutz

Seit dem 1. Januar 2018 streikt die Weltmüllkippe. China nimmt kein Altplastik mehr aus Europa. Keine Textilabfälle aus Kanada. Keinen Metallschrott aus den USA und Australien. Im Juli 2017 hatte das Land bei der Welthandelsorganisation den Schritt angekündigt. „Yang laji" – der Müll der Ausländer soll zu Hause bleiben. Offiziell gibt es ihn gar nicht. Auf den Transportpapieren ist, was mit Schiffen in die Häfen gelangt, nicht als Abfall deklariert, sondern als Recycling- und Wirtschaftsgut. Aber alle Beteiligten wissen, dass die Ladung brisant und gesundheitsgefährdend ist.

Mehr als die Hälfte der weltweiten Reste an gebrauchtem Plastik hatten vor allem die Industrieländer des Westens zuvor nach China exportiert, zuletzt 7,6 Millionen Tonnen im Jahr. Mehr als vier Fünftel der Plastikabfälle der EU sind in China gelandet. Nun suchen die Firmen im Westen verzweifelt nach Alternativen, um loszuwerden, was sie selbst nicht mögen. Vietnam oder Malaysia werden genannt. Doch die Länder sind schlicht nicht groß genug, um China zu ersetzen.

Die Maßnahme der Chinesen zwingt den Rest der Welt aufzuwachen. Das Signal beweist: Gerichte und Gesetze können Schmutzströme eindämmen, auch anderswo. Es ist höchste Zeit.

3,4 Millionen Tonnen Plastik spülen die zehn größten Flusssysteme der Welt in die Meere. Am meisten trägt der Jangtse bei, der längste Fluss Asiens. Er kommt von Tibet, durchfließt China und mündet ins Ostchinesische Meer. Im Einzugsgebiet liegen ländliche Gebiete, aber auch Großstädte wie Chengdu mit heute 7,8 Millionen Einwohnern.

In seinem Buch *Der Begriff Schmutz* zitiert der Schwede Olli Lagerspetz die chinesische Ehefrau eines schwedischen Professors, die das Leben in Chengdu im Jahr 1979 beschreibt. Die Menschen lebten in Haushalten, in denen es „mit Ausnahme der Asche des Herds ... nichts gab, was man hätte wegwerfen können." Alles war zu verwenden: „Alte Schuhe, Knochen, Hühnerfedern und Lumpen etc. wurden an herumziehende Händler verkauft, weshalb ein Müllschacht oder eine Mülltonne überflüssig waren und nicht zum Haushalt gehörten."

1979 ist noch nicht lange her. Vielleicht ist es auch diese Erinnerung, die Chinas Regierung zum Importstopp der Plastikabfälle bewegt hat.

Man könnte sagen: „Danke, China, für diesen Weckruf!" Das wäre voreilig, denn leider sind die Chinesen im eigenen Land Umweltverschmutzer der Extraklasse. Allerdings ist auch dieses Urteil arrogant. Denn die „entwickelten Länder", die sich rühmen, umweltfreundlich und sauber zu sein, können das aus einem Grund tun: Sie haben den dreckigen Teil der Warenproduktion nach Asien exportiert. Die dort unter schlechten Umweltbedingungen hergestellten Waren importieren sie, ohne sich selbst die Hände schmutzig machen zu müssen. Textilien und Stahl kommen zu uns, der Schmutz bleibt dort.

Weg mit Einweg-Plastik – die EU tut sich schwer, andere Länder sind konsequenter

Chinas Maßnahme hat im Westen Hektik verursacht. „Ohne Plastik können wir nicht leben", zitiert die *Süddeutsche Zeitung* EU-Kommissions-Vizepräsident Frans Timmermans zwei Wochen nach dem China-Bann. Und er fügt hinzu: „Doch es kann uns töten, wenn wir die Politik nicht ändern." Ungewöhnlich klare Worte für einen Politiker. Im Mai folgt der Plan für eine Richtlinie, die erste Verbote ankündigt. Sie betreffen Plastikmüll, der nach Picknicks am Meer häufig am Strand zurückbleibt: Besteck und Geschirr, Trinkhalme, Getränkerührstäbchen, aber auch Halter für Luftballons und Wattestäbchen. Einwegbecher bleiben erst einmal erlaubt, aber die Deckel sollen so befestigt werden, dass sie nicht abfallen und davonwehen. Hersteller von Chipstüten und anderen Kunststoffverpa-

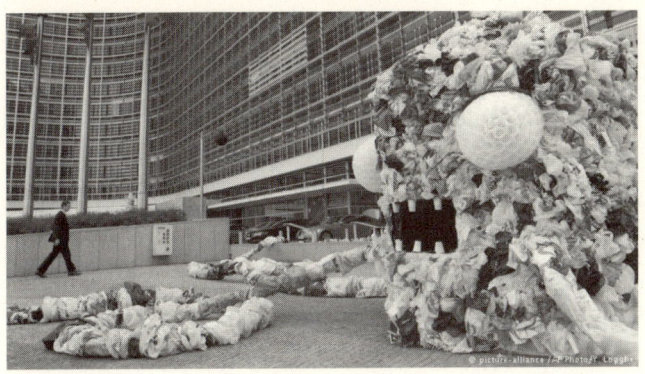

Plastikmonster des slowenischen Künstlers The Miha Artnak aus
40 000 Teilen Wegwerfmüll, hier vor dem EU-Parlament in Brüssel.
© APPhoto/Logghe

ckungen sollen Anti-Müll-Kampagnen mitfinanzieren.
Produzenten von nicht wiederverwertbaren Kunststoffen
sollen eine Abgabe zahlen.

Ein zaghafter Ansatz. Eine Steuer, die Plastik empfindlich
verteuern und gezielt einen sparsamen Rohstoffverbrauch
fördern würde, ist nicht in Sicht. Immerhin zeigt sich:
Die Politiker können nicht mehr ignorieren, dass etwas
gründlich schiefgelaufen ist. Etwas ist faul in einem Wirt-
schaftssystem, in dem es sich lohnt, Ex-und-Hopp-Dinge
herzustellen, die nach 10 Minuten Gebrauch weggewor-
fen werden, aber noch reichlich Lebensjahre als Müll vor
sich haben.

Andere Länder haben schon früher Konsequenzen aus
der Plastikflut gezogen. Viele afrikanische Staaten haben
Gesetze gegen Plastiktüten beschlossen, dazu gehören
Tansania, Gabun, Senegal und Kenia. Vorzeigebeispiel ist
Ruanda, wo schon seit 2008 ein gesetzliches Verbot gilt,
Plastiktüten zu produzieren, zu importieren, mit ihnen
zu handeln, sogar sie zu besitzen. Die Polizei nimmt Rei-

senden die Tüten an der Grenze oder am Flughafen ab. Schmuggler können ins Gefängnis kommen. Die Kinder lernen in der Schule, wie langsam Plastik verrottet. Und die ganze Bevölkerung ist einmal im Monat zum gemeinschaftlichen Putzen der öffentlichen Straßen und Plätze aufgerufen.

Ein anderer naheliegender Ansatz für das Plastiktütenproblem wird zum Beispiel in Deutschland, Österreich, der Schweiz, Frankreich und Großbritannien praktiziert. Wer zu faul oder zu nachlässig ist, eine eigene Einkaufstüte mitzubringen, muss zahlen. Wie gut diese Maßnahme wirkt, zeigt das Beispiel Großbritannien. Von 140 Tüten pro Person und Jahr sank die Zahl auf 25.

Der Fall Singapur: Strafputzen für Kaugummisünder, Prügel für Graffitis

Verbote und Minigeldbußen werfen eine weitergehende Frage auf: Was können und sollten Regierungen tun, um Bürger zur Sauberkeit zu zwingen?

Es gibt einen Staat auf der Welt, der sich wie kein anderer Reinheit auf die Fahnen geschrieben hat: Singapur. Der Stadtstaat zieht saubere Unternehmen an, kämpft für hohe Recyclingquoten, bietet vorbildlichen öffentlichen Nahverkehr, verteuert das Autofahren – fast 90 Prozent der 5,6 Millionen Einwohner kommen ohne eigenes Auto aus. Und er bestraft Müllrowdies.

Strafen für Umweltsünder gibt es auch anderswo. Theoretisch. Ein gebrauchtes Taschentuch oder einen Kaffeebecher auf die Straße zu werfen oder eine Zigarettenkippe auf dem Boden auszutreten, kann auch in Deutschland als Ordnungswidrigkeit um die 20 bis 35 Euro kosten. In Singapur sind die Strafsummen dafür vierstellig und stehen nicht nur auf dem Papier. Etwa 400 Undercovermitarbeiter der Nationalen Umweltbehörde sind unterwegs, um Verstöße zu entdecken und zu ahnden.

Weltweit bekannt geworden ist ein Gesetz von 1992, mit dem der damalige Präsident den Import und Verkauf von Kaugummis im Land gänzlich verbot. Zu viele Einwohner hatten sie nach Gebrauch auf die Sensoren der S-Bahn-Türen geklebt, was den Bahnverkehr durcheinanderbrachte.

2004 entfiel der vollständige Kaugummibann nach einem Freihandelsabkommen mit den USA, wohl nicht zuletzt aufgrund des Lobbydrucks vom Chewing-Gum-Weltmarktführer Wrigley. Doch wer sich dabei erwischen lässt, sie im öffentlichen Raum auszuspucken, ist dran: 2000 Singapur-Dollar (1250 Euro) kostet die erste, 4000 Dollar die nächste, 10 000 Dollar die dritte Verfehlung.

Der Erfolg der autoritären staatlichen Sauberkeitserziehung ist trotzdem begrenzt. Die Zahl der Verstöße gegen die Müllverordnungen ist in den letzten Jahren gestiegen. 31 000 gab es im Jahr 2016. Und 1700-mal verhängten Gerichte drastische Sanktionen für Wiederholungstäter: Anstelle von Geldstrafen oder zusätzlich wurden ihnen sogenannte Verbesserungsarbeitseinsätze auferlegt. Dabei müssen die Verurteilten unter Aufsicht Müll in ihrer Nachbarschaft sammeln. Ein Schild „Corrective Work Orders" auf ihren Neonarbeitswesten erklärt jedem, der sie sieht, den Grund.

Neuerdings ruft das Umweltamt die Bürger zur Mithilfe auf, Frevler zu denunzieren, möglichst mit einem

Foto oder Video, auf dem deren Gesicht zu erkennen ist. Vorbild ist Taiwans Hauptstadt Taipei, wo jeder, der Müllsünder auf frischer Tat mit Videobeweis überführt, einen Teil der Strafzahlungen erhält. Dort ist die Zahl der Angeklagten innerhalb von zwei Jahren von 15 000 auf 2000 pro Monat gesunken.

Auch vor körperlichen Strafen gegen Verschmutzer schrecken Gerichte in Singapur nicht zurück. International berühmt geworden ist der Fall von zwei jungen Graffitisprayern aus Leipzig, die in ein U-Bahn-Depot eingedrungen waren und einen Waggon bunt ver(un)ziert hatten. Die Sprayer waren zunächst nach Thailand geflohen. Doch beim nächsten Grenzübertritt schlug Interpol zu. Die Deutschen wurden zu neun Monaten Gefängnis und jeweils drei Stockhieben verurteilt. Die Prügelstrafe wurde auch vollzogen.

Seltsamerweise haben sich Plastikverbote bisher in Singapur nicht durchsetzen können. Strafbar ist es dort stattdessen auch, nach dem Besuch einer öffentlichen Toilette das Spülen zu unterlassen. Weil bei diesem Delikt von einer hohen Dunkelziffer auszugehen ist, experimentieren die Erfinder mit technischen Hilfsmitteln, „Urine Detection Devices". Solche Sensoren spüren auch in manchen Fahrstühlen Uringeruch auf und alarmieren die nächste Polizeidienststelle. Damit der Sünder nicht entkommt, sind die UDDs mit der Fahrstuhlsoftware gekoppelt. Die Tür bleibt geschlossen, bis die Polizei davorsteht und den Delinquenten festnimmt. Wie häufig es dazu kommt, ist nicht bekannt.

Für deutsche Ohren klingen die drakonischen Maßnahmen aus Asien totalitär und entwürdigend. Aber wie soll man mit Mitbürgern umgehen, die sich „einen Dreck" um andere scheren? Die Singapur-Strenge ist ein gutes Small-Talk-Thema zur Alltagsmoral. Auch die Mainzer Lösung eignet sich. Dort haben Ämter eine sanfte und dennoch wirkungsvolle Alternative zu den UDDs gefunden. Eine bei Wildpinklern beliebte Wand wurde mit Speziallack gestrichen. Der sorgt dafür, dass der Strahl im selben Winkel zum Verursacher zurückspritzt.

Mit Paragrafen gegen den Schmutz: Ein Fall für Sisyphos und Don Quijote

Gegen den großen Schmutz helfen die kleinen kreativen Lösungen seltener. Wie kann man in Demokratien, die nicht autoritär geprägt sind wie Singapur, für saubere Verhältnisse sorgen? Es ist schwierig. Wie schwierig, weiß kaum ein anderer so gut wie Ludwig Krämer. Heute weit über 70 Jahre alt, hat er das Umweltrecht in der EU 30 Jahre lang mitgeprägt. Er war zeitweise Leiter Rechtspolitik in der Generaldirektion Umwelt der EU-Kommission und hat das System der Umweltbeschwerde ausgebaut sowie Richtlinien für Deponien, Altautos und Elektroschrott auf den Weg gebracht. Und viel Gegenwind erlebt. „Jeder ist dafür, dass es Umweltschutz gibt. Aber wenn es ins Detail geht, bleibt es oft auf dem Niveau von Sonntagsreden", sagt er. Und so versuche die Umweltpolitik zwar, Missständen mit einzelnen Gesetzen zu begegnen, aber ohne Konzept für das große Ganze. „Das einzelne Industrieunternehmen, das einzelne Kraftfahrzeug hält normalerweise die festgelegten Grenzwerte ein. Aber man sieht eben nicht die kumulative Wirkung der viele Quellen zusammen."

Ein Beispiel ist für den Juristen die erschreckende Statistik der vorzeitigen Todesfälle durch Luftverschmutzung. „Fast 70 000 Tote allein in Deutschland – das sind mehr als zehnmal so viel wie im Straßenverkehr", rechnet er vor. Um die Zahl der Verkehrstoten zu senken, gebe es viele Anstrengungen: technische Lösungen wie Airbags, Geschwindigkeitsbeschränkungen, Zebrastreifen, verkehrsberuhigte Zonen und mehr. „Bei der Luftreinhaltung passiert im Vergleich dazu sehr wenig", konstatiert Krämer. Ein zu früher Tod durch schlechte Luft ist das Ende einer langen Krankheit und kein plötzlicher Warnruf mit Blaulicht und Sirenen wie ein Unfall.

Ludwig Krämers Plädoyer heißt: „Umwelt ist das, was uns alle betrifft, nicht nur die Parlamente und die Verwaltung." Und deswegen „müssen Gesetze so sein, dass sie auch Bürger aktivieren."

Manchmal klappt das. Man muss allerdings den Sturkopf eines Don Quijote und die Geduld eines Sisyphos mitbringen; dazu gute Anwälte und Verbündete, die das Prozesskostenrisiko tragen, wenn es schiefgeht. Dieter Janecek hat all das gehabt. 2005 hat er als Anwohner der Landshuter Allee in München den Kampf gegen die Mühlen der Paragrafen aufgenommen. Sein Partner war die Deutsche Umwelthilfe DUH. Das zähe juristische Ringen wirft ein Licht darauf, wie schwierig es bis heute ist, das Recht auf eine Atemluft zu erstreiten, die so sauber ist wie gesetzlich vorgeschrieben.

Die Landshuter Allee ist Teil des „Mittleren Rings" rund um die Münchner City. An den rund 5000 Anwohnern brausen Tag für Tag im Durchschnitt 150 000 Kraftfahrzeuge vorbei, mehr als auf der Autobahn Richtung Österreich.

Am 1. Januar 2005 tritt europaweit das Gesetz in Kraft, das eine Überschreitung der Feinstaub-Tagesgrenzwerte nur 35-mal im Jahr zulässt. Dass der Punkt in der Landshuter Allee schnell erreicht sein wird, ist abzusehen. Die Luftmessstelle dort konstatiert die 36. Überschreitung des Grenzwerts schon Ostersonntag, am 28. März 2005. Die Umwelthilfe zieht im Namen des Anwohners Janecek mit einem Eilantrag vor das Münchner Verwaltungsgericht und drängt auf Sofortmaßnahmen.

Was könnte helfen? Eine Sperrung für den Schwerlastverkehr? Ein Fahrverbot für Diesel-Pkw ohne Partikelfilter? Damals unvorstellbar. Doch schon die Richter in der ersten Instanz des Verwaltungsgerichts kommen ins Grübeln. Ja, Grenzwerte begründen „subjektive Rechte von Anwohnern", urteilt das Gericht. Allerdings nur theoretisch. Praktisch fehle im deutschen Recht in Sachen Feinstaub die Möglichkeit, diese Ansprüche auch durchzusetzen. Klage abgewiesen. Die nächste Instanz befindet, Anwohner könnten zwar einen Aktionsplan fordern, hätten aber keinen Anspruch, dass der auch „geeignete Maßnahmen zur Gewährleistung der kurzfristigen Einhaltung" der Grenzwerte enthalte.

Viele feinstaubschwangere Monate später landet die Sache vor dem Europäischen Gerichtshof. Und der gibt „in der Rechtssache C-237/07 Dieter Janecek / Freistaat Bayern" dem Bürger recht und nicht der Regierung: „Im Fall der Gefahr einer Überschreitung der Grenzwerte für Feinstaub-Partikel können unmittelbar betroffene Einzelne bei den zuständigen Behörden die Erstellung eines Aktionsplans erwirken."

Ein Sieg? Zumindest hat sich einiges getan. Der gesamte Mittlere Ring ist seit Februar 2008 für Fahrzeuge über 3,5 Tonnen gesperrt. Die City innerhalb des Rings ist Umweltzone geworden. Das Förderungsprogramm zur Nachrüstung mit Dieselpartikelfiltern von 2010 hat Wirkung gezeigt. Seit Oktober 2014 ist die Höchstgeschwindigkeit auf der Landshuter Allee von 60 auf 50 km/h gesenkt. Die Feinstaubwerte an der Messstelle werden inzwischen eingehalten. Ein Happy End ist das noch nicht. Auch die inzwischen sechste Fortschreibung des Luftreinhalteplans für München kann die Luft nicht sauber zaubern. Beim Thema Stickoxide ist die Landshuter Allee noch immer weit vorne in der deutschen Überschreitungsstatistik.

Doch inzwischen ist auch die Justiz ungeduldiger. Im Januar 2018 hat der Bayerische Verwaltungsgerichtshof den Freistaat Bayern zur Zahlung eines Zwangsgelds von 4000 Euro verurteilt, wiederum auf Antrag der DUH. Vier Jahre lang hatte der Freistaat die gerichtliche Anweisung ignoriert, ein Konzept zum Reduzieren der Stickoxidwerte vorzulegen. Als die Regierung zwar zahlt, aber öffentlich erklärt, dass sie im Abgaskonflikt nicht einlenken will, geht der Gerichtshof weiter. Er droht der Staatsregierung im Sommer 2018 mit Erzwingungshaft.

Wie lässt sich Schmutz demokratisch bändigen? Der Dieselskandal hat klargemacht, dass Autokonzerne Teile ihrer hohen Gewinne bewusst mit umweltkriminellen Methoden erzielt haben. In den USA haben Gerichte Entschädigungen, Strafzahlungen und Rückkäufe durchgesetzt, die allein den VW-Konzern 25 Milliarden Dollar kosten. Die deutsche Justiz beginnt nachzuziehen. Durchsuchungen von Vorstandsetagen der Unternehmen sowie die monatelange Untersuchungshaft für den Audi-Chef zeugen von einer neuen Kultur: Auch in Deutschland steht die Autoindustrie nicht über dem Gesetz.

Parallel zu den lokalen Gerichtsverfahren ist die EU-Kommission mit einer ihrer schärfsten Waffen aktiv geworden. Sie hat Deutschland und fünf weitere Mitgliedsländer offiziell wegen Luftverschmutzung verklagt. Zehn Jahre hätten die Staaten „genügend ‚letzte' Chancen erhalten, um die Situation zu verbessern."

Die Luft an der Landshuter Allee ist dank der Dieselabgase weiter schmutziger als erlaubt. Nun soll sie durch ein 550 Millionen teures Tunnelprojekt sauberer werden. Finanziert werden wird der Tunnel aus Steuergeld – auch von Steuern der Anwohner dort. Fertigstellung: frühestens 2025.

Dieter Janecek, heute Bundestagsabgeordneter der Grünen, und seine Münchner Parteikollegen würden das Geld lieber anders ausgeben. Für breite Radwege, auch auf Kosten des Autoverkehrs, für 50 neue Busspuren, wie sie die Münchner Verkehrsgesellschaft MVG favorisiert, für günstige Nahverkehrstickets. Und sie würden die Parkgebühren erhöhen, deren Preis seit 20 Jahren gleichgeblieben ist.

Ludwig Krämer, der ehemalige EU-Jurist, befürwortet solche Konzepte, die den Schmutz nicht verlagern, sondern vermindern. Ihn hat die Erkenntnis der amerikanischen Architektin Jane Jacobs überzeugt. „Die hat schon in der 1960er-Jahren geschrieben: ‚Je mehr Straßen wir bauen, desto mehr Verkehr ziehen sie an'", sagt er. Und glaubt an die Alternative: „Die einzige Möglichkeit, die Städte lebenswert für Bürger zu erhalten, ist es, den Verkehr abzubremsen. Keine neuen Parkmöglichkeiten zu schaffen, Straßen enger zu machen, damit die Bürger sich entfalten können." Immer noch setzten Stadtplanungen stattdessen meistens auf das Gegenteil, auf „breitere Straßen, größere Straßen, mehr Straßen, um den Verkehrsfluss zu beschleunigen."

Nachfahren von Sisyphos und Don Quijote brauchen Geduld. Dass sie nicht vergebens ist, zeigt eines der ersten deutschen Umweltgesetze, dasjenige vom August 1971 mit dem langen Namen „Gesetz zur Verminderung von Luftverunreinigungen durch Bleiverbindungen in Ottokraftstoffen für Kraftfahrzeugmotoren". Es hat für bleifreies Benzin gesorgt. Ganz wie Feinstaub und Stickoxid in der Luft ist das Schwermetall Blei in kleinen Dosen nicht akut giftig, aber Blei kann sich im Blut anreichern und langfristig Nieren und Nerven schädigen, besonders bei Kindern. Der Abschied war gemächlich, aber konsequent. Der Höchstgehalt an zugesetztem Blei wurde zunächst auf 400 Milligramm, fünf Jahre später auf 150 Milligramm pro Liter gesenkt. 1983 ging dann in München die erste Tankstelle für bleifreies Benzin in Betrieb. Seit dem 1. Januar 2000 sind Bleizusätze EU-weit verboten.

Die Debatten, die dem Gesetz vorausgingen, waren heftig. „Damit macht ihr die ganze europäische Autoindustrie kaputt", erinnert sich Ludwig Krämer an die Reaktion der Kfz-Branche. Es hieß, Benzin ohne Blei verursache höheren Treibstoffverbrauch und schädige die Motoren.

Beides hat sich nicht bestätigt.

Saubere Lösungen? Smog ade mit dem Freiluftstaubsauger

Ein Mammutstaubsauger, der in Innenstädten im Freien den Schmutz aus der Luft saugt? Der Vorschlag klingt eher nach Wahnsinn als nach Genie. Doch Skepsis im Umfeld stachelt den niederländischen Entwickler Daan Roosegaarde erst an. Er hat weniger als zwei Monate gebraucht, um mehr als 1000 zahlungswillige Fans für sein Schmutzfresserprojekt zu begeistern und per Crowdfunding über 100 000 Euro einzusammeln. Im Oktober 2015 konnten dann Skeptiker wie Enthusiasten den „Smog Free Tower" in einem Park in Rotterdam bewundern. Der Bürgermeister war auch dabei. Der Staubsaugerkasten ist 7 Meter hoch, besteht aus Aluminium, hat Lamellen an den Seiten, aber kein Dach. 30 000 Kubikmeter Cityluft kann der Turm pro Stunde einschlürfen. Nach der Reinigung öffnen sich Schiebeklappen an der Seite und entlassen die sauberere Luft.

Der Vorgang basiert auf dem Prinzip der Elektrofilter, die auch bei der Rauchgasreinigung von Kohlekraftwerken gebräuchlich sind. Die Schmutzpartikel werden per Ionisierung positiv aufgeladen, bewegen sich dann in Richtung auf eine Elektrode mit negativer Ladung zu und setzen sich dort auf einem Sieb ab. Das hält den größten Teil der Feinstaubteilchen zurück. Nicht so viel wie in Kohlekraftwerken, wo aus dem Abgas täglich bis zu 10 Tonnen entfernt werden und der Abscheidegrad bei 99,9 Prozent liegt. So dick wie die konzentrierte Luft im Kraftwerksschornstein ist die Stadtluft in Rotterdam zum Glück dann doch nicht. In den Eingeweiden des Smog Free Tower bleibt pro Durchgang nur eine Handvoll Schmutz zurück. Der Filter schafft 70 Prozent der 10 Mikrometer großen Staubpartikel und bis zu 50 Prozent der kleineren 2,5-Mikrometer-Fraktion.

Den Schmutz aus dem Verkehr nicht an der Quelle, also zwischen Motor und Auspuff, aus dem Abgas zu holen, sondern erst, nachdem er sich draußen gewaltig verdünnt hat, kann man Nonsens nennen. Oder Notwehr.

Dass Freiluftstaubsauger nicht die Patentlösung für den Smog der Welt sein können, ist Roosegaarde klar. Der Stromverbrauch hält sich zwar in Grenzen, „so viel wie ein Wasserkocher". Dafür ist die Wirkung auf die unmittelbare Nähe des Monsters beschränkt. Bis 20 Meter im Umkreis des Saugers ist sie nach Messungen deutlich spürbar – allerdings nur bei ruhigem Wetter oder auf Plätzen, die von hohen Häusern vor Wind geschützt sind.

Notwehr oder Nonsens? Kunst oder Kommerz? Macht es Sinn, im freien Raum Luftkapseln zu erzeugen, in denen man freier atmen kann als ein paar Meter weiter? Auf jeden Fall schafft die Erfahrung am Turm einen Aha-Effekt und Diskussionen.

Der Turm ist mobil. Von Rotterdam aus ist er nach Peking und zum Weltwirtschaftsgipfel im chinesischen Dalian gereist. Der Erfinder zitiert gern Marshall McLuhan: „Auf dem Raumschiff Erde gibt es keine Passagiere, wir sind alle die Crew." Jeder kann und soll die Zukunft mitgestalten. Roosegaarde veranstaltet Workshops in China mit Studenten, Designern, Professoren. Eine Modegestalterin hat dabei einen Stoff erfunden, der die Farbe wechselt, wenn der Smog zu schlimm wird. Ein Designer hat eine Art Gewächshausrucksack kreiert. Die reine Luft, die er an die Nase weiterleitet, stammt von den Pflanzen.

Auch das smogfreie Fahrrad ist bei einem solchen Workshop in der Tsinghua-Universität entstanden, Daan Roosegaardes nächstes Großprojekt. Die ersten Skizzen zeigen einen Ministaubsauger von der Größe eines Aktenordners. Er sitzt auf der Höhe des Vorderlichts, saugt von unten die schmutzige Stadtluft ein und pustet sie gefiltert in Richtung der Nase des Radlers oder der Radlerin. Die Entwicklung läuft zusammen mit „ofo", dem größten chinesischen Bikesharing-Anbieter in China. Der Prototyp soll noch 2018 auf den Markt kommen. Die Frage, ob ein Mundschutz nicht einfacher gegen Smog hilft, ist klar zu beantworten. Nein! Gängige Atemschutzmasken sind zu grobporig für die 10 und 2,5 Mikrometer kleinen Feinstaubpartikel.

Initiativen wie die von Daan Roosegaarde wirken klein und naiv. Aber sie holen das Schmutzthema von den Expertengremien in den Alltag zurück. Sie mobilisieren Laien und wecken Trotz und Kreativität. Kümmern wir uns um die Luft, sie ist unser wichtigstes Lebensmittel!

Mit anderem Ansatz und ähnlichem Ziel arbeitet die aus Stuttgart stammende Initiative „Luftdaten.info". Die Aktivisten der Open Knowledge Foundation bringen sogar Techniklaien bei, mit Baumarktelementen für ca. 30 Euro einen privaten Schadstoffsensor zu basteln. Ein halber Tag Workshop, ein bisschen Anleitung, etwas Elektronik, ein paar knifflige Steckverbindungen, das Ganze in einem Plastikrohr zum Wetterschutz versenkt – und fertig ist das Messgerät für die Luft vor der eigenen Haustür. Per WLAN lassen sich die Werte in das bundesweite System einspeisen. Allein 500 Geräte sind allein rund um Stuttgart im Einsatz. Und wo immer Workshops laufen, kommen neue Daten dazu.

So genau wie die offiziellen Messstellen, deren Sensorik Summen im fünfstelligen Eurobereich kostet, sind die Eigenbaugeräte nicht. Aber wenn viele einander benachbarte Messstellen „rote" Werte zeigen, ist klar, dass Gefahr in Verzug ist. Die Karten, die sich aus dem Mosaik der Messungen ergeben, sind jederzeit im Netz verfügbar. Bei den Workshops wie bei denen von Daan Roosegaarde sitzen Menschen zusammen, die nicht passiv bleiben wollen, sondern „Citizen Science" vorantreiben, praktische Wissenschaft von Bürgern für Bürger.

Die gibt es auf der ganzen Welt. Manche unerwarteten Lösungen kommen aus Orten und Regionen, in denen die Lage besonders kritisch ist. Zum Beispiel aus Alappuzha, einer 174 000-Einwohner-Stadt in Südindien, in Reiseführern „Venedig des Ostens" genannt. Es ist ein Touristenort, malerisch an den berühmten Backwaters von Kerala gelegen. Plastikmüll drohte aus dem labyrinthischen Kanalnetz eine Kloake zu machen. Einwohner blockierten die zentrale Mülldeponie, die zum Himmel stank. Tag für Tag kamen 58 Tonnen Abfall dazu – immerhin ein Fünfundzwanzigstel der Hamburger Müllmenge.

Was hilft in so einer Lage? Eine Müllrevolution, bei der Politiker, Wissenschaftler und Bürger zusammen neue Wege gehen. Im Fall Alappuzha beschlossen sie die Schließung der Deponie, ihren Ersatz durch 23 dezentrale Zentren und das Konzept einer möglichst 100-prozentigen Abfallverwertung.

Unter dem Slogan „Sauberes Haus, saubere Stadt" praktizieren die Einwohner seit sechs Jahren strikte Abfalltrennung. Organische Abfälle speisen inzwischen schon 3000 vom Staat subventionierte Haushaltsbiogasanlagen, die Gas zum Kochen liefern. Den Rest verwandeln zwei Dutzend Gemeinschaftskompostzentren zu Humus. Plastikabfälle werden gesammelt und dann entweder zu Plastikpellets recycelt oder eingeschmolzen, mit Teer vermischt und als Straßenbelag verwendet. Für Jugendliche gibt es Müllsammelwettbewerbe. Wie in Singapur sorgen Patrouillen dafür, illegales Wegwerfen zu ahnden. UNEP, die Umweltorganisation der Vereinten Nationen, hat Alappuzha als eine von fünf Modellstädten im Umgang mit Müll weltweit ausgezeichnet.

Solche Lichtblicke sind wichtig. Denn im großen Ganzen kapitulieren wir vor den unerwünschten Wirkungen, die mit unserer Art des Wegwerfwirtschaftens einhergehen. Ein Gesamtkonzept ist nicht zu erkennen. Nur Ideen, die (noch) sehr utopisch erscheinen.

Schmutz vermeiden durch ewigen Produktkreislauf

Eine der ausgefeiltesten Visionen einer müllfreien und von Umweltschmutz befreiten Welt ist das Prinzip „Cradle to Cradle". C2C propagiert statt der Einbahnstraße von der Wiege zur Bahre einen ewigen Produktkreislauf von der Wiege zur Wiege. Das bedeutet eine radikale Fortsetzung des Recyclinggedankens. Ein Lebensende für Waren gibt es nicht mehr. Alles ist so gestaltet, dass es auseinandergenommen, aufgearbeitet und wieder für Neuware eingesetzt werden kann. Ist ein Produkt allzu abgenutzt, endet es nach Gebrauch als Torf, lässt sich kompostieren und verbessert die Böden. Umweltgifte sind tabu. Fabriken verwenden nur noch Stoffe, die sich als unbedenklich erwiesen haben. Aus der Wegwerfgesellschaft werden „Produktionsprozesse in einem Kreislauf, die nicht nur *nicht schädlich* für Mensch und Natur sind, sondern nützlich."

Erfinder des Konzepts ist der Verfahrenstechniker und Chemiker Michael Braungart. Der Clou seiner Idee ist, dass Verbraucher Produkte gar nicht mehr kaufen, sondern nur noch leasen. Wenn das passiert, geht die Verantwortung für die verwendeten Materialien auf die Hersteller über. Und die werden dann, so die Hoffnung, nicht mehr die billigsten, sondern die besten Grundstoffe bevorzugen. Michael Braungarts Karriere begann bei Greenpeace. In den 1980er-Jahren hat er dort den Bereich Chemie mitaufgebaut und seinen Forderungen als Schornsteinbesetzer und auf Schlauchbooten Nachdruck verliehen. Heute ist er Professor, lehrt in Lüneburg und Rotterdam, schreibt Bücher, reist als Referent durch die Welt, hat prominente Anhänger in den USA. Brad Pitt rühmt seine Ideen, Steven Spielberg hat ihn mit 2 Millionen Dollar unterstützt.

So faszinierend die Idee eines müllfreien und sauberen Wirtschaftssystems ist, so riesig ist die Kluft zwischen der schmutzigen Gegenwart und der hoffentlich sauberen Zukunft. Fahrräder, Föhne, Fotoapparate oder Fernseher zu leasen statt zu kaufen, klingt fremd. Gesunde und faire Rohstoffe zu verwenden, kann Firmen ruinieren, solange die Konkurrenz zu ungesunden greifen darf und die auch noch viel billiger sind. Produkte einfach zerlegen und neu zusammensetzen? Das mögen Designer und Marketingabteilungen nicht. Unterscheidbarkeit und eine Prise Geheimnis tragen zum Geschäftserfolg bei. Beispiel iPhone: Spezialschrauben verhindern jeden Blick ins Innere.

Michael Braungart, der Erfinder der Idee der unendlichen Produktkreisläufe, versucht mit seiner Firma EPEA seit über 20 Jahren, Industriepartner als Avantgarde für praktische Anwendungen zu gewinnen. Die Referenzliste auf der Webseite wirkt beeindruckend. Da finden sich Aral, BASF, Beiersdorf, Langnese-Iglo, Procter & Gamble, der Otto-Versand, Volkswagen. Von revolutionären Produktionsveränderungen in diesen Firmen hört man bisher dennoch wenig. Großkonzerne und ihre Aktionäre ticken anders als Visionäre. VW hat mit Sicherheit nichts dagegen, die Webseite eines Pioniers zu schmücken. Im Alltagsgeschäft ist das Unternehmen in den Medien eher mit Dieselskandal und Betrugssoftware präsent.

Die C2C-Utopie hat Schwächen, vor allem ist sie nach wie vor fern von der Verwirklichung. Dennoch gehört sie zu den Lichtblicken in der Schmutzdiskussion. Niemand mit Verstand könnte widersprechen, wenn Braungart sagt: „Anstatt eine perfekte Abfallwirtschaft aufzubauen, geht es darum, die Materialien von vornherein so zu gestalten, dass sie entweder kompostierbar sind oder in der sogenannten Technosphäre bleiben." Dumm ist nur die Dimension des Unterfangens: Sie bedeutet, „alles noch mal neu zu erfinden".

Ob das gelingen wird, werden die Urenkel wissen. Manchmal geht alles ganz schnell. Vielleicht besinnen sich Politiker auf ihre Möglichkeiten und verbieten Einwegprodukte. Weil sie es satthaben, von der Kunststofflobby hofiert zu werden. Oder weil ihre Kinder und ihre Wähler fragen: Warum tut ihr nichts? Vielleicht werden Autokäufer und Fußgänger, die eben noch Begriffe wie „Schummelsoftware" toleriert haben, wütend. Und sagen dann „kriminelle Vereinigung", wenn sie an die Dieselingenieure und -vorstände denken. Und die Justiz schließt sich an.

Als Menschen des 21. Jahrhunderts haben wir uns im Plastozän und dem Umfeld der Zigtausend Chemikalien eingerichtet. Und sind dabei versehentlich Schmutzteufel geworden. Gibt es Wege, der Falle zu entkommen?

Eine wichtige Lektion liefert uns die Erfahrung vom Weg aus der Steinzeit bis ins Heute: Auch in der Epoche von Internet und Weltraumsatelliten bleibt der Mensch Teil der Natur, angewiesen auf Wasser, Luft und Boden. Demut ist angebracht. Die Umwelt ist ziemlich tolerant. Sie bietet uns viele Mechanismen, Schmutz verschwinden lassen. Doch es ist gefährlich, die Belastungsgrenzen zu missachten. Was im Gesamtsystem nicht biologisch abbaubar ist, fällt auf die Erfinder zurück. Als Gift, das in die Nahrung wandert. Oder als Riesenmüllschandfleck im Meer.

Der Mensch hat ein großes Gehirn. Aber es reicht längst nicht immer aus, um die Folgen des Handelns zu überblicken. Das Ringen um Erkenntnis bringt von Epoche zu Epoche neue Lektionen mit sich. Die im nächsten Kapitel betreffen die Geschichte der Mikrobiologie. Sie handeln von der Frage, ob, wann und wo Bakterien „Schmutz" sind.

6

LEBENDIGER SCHMUTZ – UNSICHTBAR, UNHEIMLICH UND NOCH IMMER NICHT VÖLLIG VERSTANDEN

Die Wissenschaft hat den Blick auf den „unsichtbaren Schmutz" der Viren und Bakterien verändert. Sie hat den Weg für das Verständnis tödlicher Krankheiten geebnet. Doch etwas haben Forscher lange vernachlässigt: die segensreichen Bakterien in unserer Körperflora, die uns gesund erhalten. Denn egal, wie viel wir putzen – Bakterien sind und bleiben in uns und um uns herum. Die meisten schützen uns. Bakterienphobie ist Denken von gestern.

Was Bakterien mit Gesundheit und Krankheit zu tun haben, lernen heute schon Fünfjährige. Im Kindergarten „St. Josef" Haidenhof in Passau zum Beispiel führt ihnen ein Projekt den Sinn des Händewaschens vor Augen. Star des Experiments ist ein Gerät, das unter UV-Licht und mittels einer speziellen Testlotion auch unsichtbaren Schmutz sichtbar macht.

Die Kinder vergleichen zunächst ihre Hände und stellen fest, dass alle gleich sauber aussehen. Dann folgt der Blick mit Schmutzdetektorhilfe. Die Kita beschreibt es so: „Unterm UV-Licht des Dermalux-Gerätes erschien bei dem Kind, das sich die Hände mit der Testlotion eingerieben hatte, ganz deutlich ein Belag auf der Hand. So konnten sich die Mädchen und Jungen davon überzeugen, dass Schmutz auf der Haut sein kann, auch wenn wir ihn nicht sehen, Bakterien sind nicht sichtbar." Die Kinder begreifen: Auch das, was wir gar nicht wahrnehmen, ist da und kann gefährlich sein. Händewaschen mit Seife hilft. Danach sind die winzigen, mit bloßem Augen unsichtbaren Partikel auch unter dem Detektor verschwunden.

Unser heutiges Wissen über die Bakterien verdanken wir Forschern aus früheren Epochen, die sich neugierig und ziemlich todesmutig mitten hineinbegeben haben in die Zonen von Dreck, Elend und Lebensgefahr. Ohne zu wissen, welche Rolle Mikroben für Krankheiten wie Pest, Cholera und Tollwut spielen. Mit Gottvertrauen, Intuition, Laboratorien und mitunter tollkühnen Selbstversuchen haben die Wissenschaftler nach und nach Licht in die Welt der Kleinstwesen gebracht. Ihre Fort- und Rückschritte zu verfolgen, ihr Tasten zwischen Versuch und Irrtum, Zufällen und Genialität zu erkennen, ist lehrreich. Denn der Zickzackweg zu Erkenntnissen setzt sich bis heute fort.

Wissen ist ständig im Fluss – denn wir können nur das erforschen, was unsere Geräte messen und unsere Gehirne für denkbar halten. Die neugierigen und mutigen Pioniere haben den Kosmos des Unsichtbaren Stück für Stück entschlüsselt. Sie haben Vergrößerungsgeräte geschliffen, die stark genug sind, um Winzlingslebewesen sichtbar zu machen. Sie haben nach und nach Verständnis dafür entwickelt, woher diese Wesen kommen und was ihr Auftreten mit Krankheiten und Ansteckungswegen zu tun hat. Sie haben Verfahren erdacht, um einzelne Arten zu identifizieren, zu züchten, zu studieren. Sie haben ausgeklügelte Methoden gefunden, die gefährlichsten zu überlisten und daran zu hindern, von einem Organismus auf den anderen überzugreifen und Menschen krank zu machen und zu töten.

Trotz allem sind Infektionskrankheiten nicht verschwunden. Und neue chronische Leiden sind auch deshalb entstanden, weil der Blick auf Schmutz und Bakterien einseitig blieb. Das Dogma „Das muss weg!" hat sich nicht bewährt. Es war ein weiter Weg anzuerkennen, was Kinder heute schon in der Kita lernen: Bakterien sind ein eigener Kosmos mit vielfältigen Eigenschaften. Manche können schlimme Krankheiten verursachen. Die meisten „sind wichtig für uns und unsere Gesundheit".

Blick in ein neues Universum – der Entdecker der unsichtbaren Welt

Der erste Mensch, der es schafft, die Kleinstlebewesen zu sehen und für andere sichtbar zu machen, ist Antoni van

Leeuwenhoek, geboren 1632 in Delft, einer wohlhabenden Kaufmannstadt mit Kontakten in alle Welt. Leeuwenhook selbst wird Tuchhändler.

In seinem Gewerbe werden Vergrößerungsgläser genutzt, um die Qualität der Stoffgewebe zu prüfen. Sie inspirieren den Niederländer zu einer Leidenschaft, die ihn berühmt machen wird: der Bau von Mikroskopen. Mit ihnen wird er überraschendere Dinge beobachten als leblose Textilfäden.

Die Qualität der damaligen Mikroskopvorgänger ist dürftig. Sie bringen es bestenfalls auf 20- bis 30-fache Vergrößerung. Van Leeuwenhoek verändert und perfektioniert die Technik. Er fertigt einzelne ein bis zwei Millimeter kleine bikonvexe Glaslinsen, die er zwischen zwei Metallplatten befestigt und mit denen er seine Objekte untersucht. Die Benutzung des Geräts mit den winzigen Linsen erfordert einige Übung und Geduld, aber die Belohnung ist ein Blick in ein neues Universum. Wie durch ein Schlüsselloch eröffnet sich die Wunderwelt des Unsichtbaren. Sein bestes Mikroskop erreicht eine mehr als 200-fache Vergrößerung.

So entdeckt van Leeuwenhoek im Jahr 1674 winzige Lebewesen, die er „kleine diertgens", „kleine Tierchen" nennt. Er findet sie in Speichel, in Teich- und Regenwasser und später auch in seinem eigenen Zahnbelag.

Als Naturforscher bleibt van Leeuwenhook ein Außenseiter. Er hat nie eine Universität besucht, er spricht weder Latein noch Englisch. Dennoch beginnt er mit der Gelehrtengesellschaft der „Royal Society of London" über seine Funde zu korrespondieren. Die Wissenschaftler sind skeptisch, doch sie schicken eine Abordnung nach Delft, um die kaum glaublichen Entdeckungen zu prüfen. Die

Angereisten sind verblüfft. Die kleinen Tierchen gehen als „animalcules" in die wissenschaftliche Sprache ein. Die Royal Society nimmt den eigenwilligen Amateurforscher als Mitglied auf. Er wird ihnen in den nächsten Jahrzehnten Hunderte Briefe mit detailgetreuen Zeichnungen schicken. Übersetzte Auszüge daraus werden zu den wichtigsten zeitgenössischen Dokumenten der Society.

Van Leeuwenhoek stirbt 1723 im Alter von 90 Jahren. Sein Linsenschliff bleibt ein Geheimnis, in das er niemanden eingeweiht hat. Und so dauert es weitere 150 Jahre, bis Vergrößerungen derselben Qualität zum Standard werden. 1730, als der schwedische Naturforscher Carl von Linné anfängt, alle Lebewesen zu klassifizieren, ist man noch lange nicht so weit. Linné sortiert sämtliche Mikroorganismen kurzerhand in die Klasse „Chaos" ein. Keine schlechte Zusammenfassung für das, was da unsichtbar um uns herum wimmelt.

Verspottet und angefeindet – der Prophet der Handhygiene

Erst im späten 19. und frühen 20. Jahrhundert werden sich die Zusammenhänge zwischen den unsichtbaren Kleinwesen und den Krankheiten der Menschen klären. Der 1818 in Buda geborene Ungar Ignaz Semmelweis, der 1844 zum Doktor der Medizin promoviert wird, erlebt das nicht mehr. Er hat noch keine Ahnung, was Bakterien mit den tragischen Ereignissen zu tun haben, die ihm allzu häufig begegnen. Doch er findet intuitiv Wege, klug mit ihnen umzugehen.

Zunächst ist er in der Pathologie einer Klinik in Wien mit Toten beschäftigt. Dann wechselt er in die Abteilung für Geburtshilfe des Wiener Allgemeinen Krankenhauses. Doch auch dort, wo Frauen Kindern das Leben schenken, hat er weiter mit Sterben und Tod zu tun. Zur damaligen Zeit erliegen bis zu 30 Prozent der jungen Mütter dem „Kindbettfieber", einer Krankheit mit ungeklärter Ursache.

Eine Tatsache erscheint Semmelweis merkwürdig: In der 1. Abteilung, wo er mit anderen Ärzten und Medizinstudenten für die Entbindungen verantwortlich ist, ist die Zahl der Todesfälle wesentlich höher als in der 2. Abteilung, wo die Hebammenschülerinnen ausgebildet werden und dieselbe Arbeit übernehmen.

Der Aha-Effekt kommt mit dem Tod eines Freundes. Der ist Gerichtsmediziner und wird bei einer Obduktion durch die Unachtsamkeit eines Studenten von dessen Skalpell verletzt. Er stirbt ein paar Tage später. Die Symptome der Blutvergiftung, die er sich zugezogen hat, kommen Semmelweis erstaunlich bekannt vor. Sie ähneln denjenigen, die er an seinen Kindbettfieberpatientinnen beobachtet.

Anders als die Hebammen haben die Krankenhausärzte in der Geburtsabteilung nicht nur mit lebenden, sondern auch mit den verstorbenen Patientinnen zu tun. Beim Sezieren der Leichen benutzen sie dieselben Instrumente, die sie kurze Zeit später für Vaginauntersuchungen der Schwangeren verwenden. Semmelweis' Schlussfolgerung: Es könnten „Cadavertheile" sein, die für die Übertragung sorgen.

Wie eine Ansteckung vor sich geht, weiß damals niemand. Noch immer gilt die aus der Antike übernommene Lehre vom „Miasma", nach der faulige Prozesse in Luft und Wasser Krankheiten verursachen. Oberbegriff für Kindbettfieber und Blutvergiftung ist bis heute „Sepsis", was Fäulnis bedeutet. Semmelweis kennt also die Ursache der Infektion nicht, ahnt aber nun, dass der Kontakt über die Hände der Ärzte und die Instrumente eine Rolle spielt. Er weist die Ärzte, Studenten und Pfleger in seiner Abteilung an, Hände und Instrumente vor jeder Untersuchung mit einer Chlorkalklösung zu behandeln – und erfindet so das erste Desinfektionsmittel. Das Ergebnis ist umwerfend: Die Sterberate sinkt von mehr als 18 auf weniger als 2 Prozent.

Als „Retter der Frauen" wird der Erfinder der Händedesinfektion nach seinem Tod 1865 in die Medizingeschichte eingehen. Doch zu Lebzeiten danken die eigenen Kollegen ihm seinen Erfolg nicht, im Gegenteil, sie feinden Semmelweis an. Sie wollen nicht wahrhaben, dass sie selbst, wenn auch unwissentlich, für so viele Todesopfer verantwortlich sein sollen. Den Zwang zur gründlichen Händereinigung empfinden sie als peinliche Zumutung. Noch 1857, neun Jahre nach dem Durchbruch, befindet der Chefredakteur der *Wiener Medizinischen Wochenzeitschrift*, es sei Zeit, den Unsinn mit dem Händewaschen zu stoppen. Da hat Semmelweis Wien längst verbittert verlassen und seine Arbeit in Ungarn fortgesetzt. In einer Klinik, die ihn wegen der hohen Rate von Kindbettfieber um Rat bittet, senkt er die Rate auf unter ein Prozent. In Wien liegt sie inzwischen wieder bei zehn Prozent.

Erst 1861 veröffentlicht Semmelweis sein Hauptwerk über die „Prophylaxis des Kindbettfiebers". Doch selbst führende Naturwissenschaftler und Mediziner wie Rudolf Virchow lehnen die Theorie der Krankheitsübertragung weiter ab. Semmelweis fühlt sich unverstanden und schießt verbal scharf zurück. Seine Gegner greift er als „Ignoranten" und „Mörder" an. „Um dem Morden ein Ende zu machen", habe er „den unerschütterlichen Entschluss gefasst, jedem, der es wagt, Irrthümer über das Kindbett-Fieber zu verbreiten, schonungslos gegenüber zu treten."

Es ist nicht klar, ob eine Krankheit, verletzter Stolz oder Jähzorn seinen Zustand verschlechtern und zu einem Zusammenbruch führen. 1865 wird Ignaz Semmelweis gegen seinen Willen ins Irrenhaus eingeliefert. Ein paar Tages später stirbt er. Ursache ist jene Krankheit aus dem „Fäulnis"-Spektrum, die er als Arzt so unermüdlich bekämpft hat: eine Blutvergiftung.

Manchmal wünscht man sich, es hätte das Internet schon zur damaligen Zeit gegeben. Dann hätten sich Ignaz Semmelweis und Florence Nightingale in einem Forum oder einer Partnerbörse für Hygienebegeisterte begegnen können. Der Mann, der 1865 zugrunde geht, weil die Fachwelt seine Hygieneregeln nicht zur Kenntnis nehmen will. Und die Frau, die als gefeierte Heldin der Krankenpflege im selben Jahr ein modernes Krankenhaus in Liverpool eröffnet, das erfolgreich nach Hygieneregeln arbeitet, die ihn begeistert hätten.

Hygiene im Feldlazarett – eine Engländerin gegen Läuse, Dreck und Ratten

Florence Nightingale, Tochter einer sehr wohlhabenden englischen Familie, kommt 1820 in Florenz zur Welt, zwei

Jahre nach Semmelweis. Die durchsetzungsfähige Britin geht bei ihrem Feldzug für Hygiene geschickter vor und wird weit mehr Ruhm ernten als der eigenbrödlerische Ungar.

Schon als Jugendliche will sie Krankenschwester werden, zum Entsetzen ihrer Eltern, die das nicht für standesgemäß halten. Sie schicken sie auf Reisen nach Deutschland, in die Schweiz, nach Frankreich, Italien, Griechenland, bis nach Ägypten, um sie auf andere Gedanken zu bringen. Sie freundet sich mit Intellektuellen an und besichtigt Sehenswürdigkeiten – und mindestens genauso begeistert überall, wo sie hinkommt, Krankenhäuser.

In einem deutschen Spital lernt sie ab 1850 die Grundlagen der medizinischen Pflege kennen. Zurück in England wird sie Leiterin eines privaten Krankenhauses. 1854 tritt Großbritannien mit Frankreich an der Seite der Türkei in den Krimkrieg gegen Russland ein, und ihre Stunde schlägt. Es ist ein blutiger Krieg, der 165 000 Tote fordern wird. Die meisten von ihnen sterben nicht auf dem Schlachtfeld, sondern wegen unzureichender Pflege im Lazarett. Gerüchte von schrecklichen Zuständen bei der Versorgung der verwundeten englischen Soldaten gelangen ins Heimatland. Florence Nightingale ist mit dem Staatssekretär im Kriegsministerium befreundet. Sie überredet ihn, sie mit 38 freiwilligen Pflegerinnen, die sie ausgebildet hat, ans Schwarze Meer zu schicken. Dort sind die Verwundeten in Lazarettbaracken untergebracht. Als erste Frau überhaupt übernimmt Nightingale damit einen offiziellen Posten in der englischen Armee.

Bei der Ankunft findet sie unsägliche Zustände vor. Es gibt keine Medikamente, keine Seife, kein sauberes Bettzeug, keine Verbände, keine ordentliche Verpflegung. 14

Bäder für 2000 Patienten. Die Kleidung der Kranken ist voller Läuse und Flöhe. Unter den Betten warten die Ratten. Nightingale besorgt als erste Hilfe Handtücher und Seife und sorgt dafür, dass die Wäscherei ihren Dienst wieder aufnimmt. Die Militärs sind zunächst keineswegs geneigt, die Aktivitäten der angereisten Damen zu unterstützen. In ihrem ersten Winter sterben 4077 Soldaten, und zwar zehnmal so häufig an Typhus, Cholera und Durchfallerkrankungen wie an den Folgen der Kriegsverletzungen.

Nightingale nimmt den Kampf auf und erweist sich als glänzende Organisatorin, Lobbyistin und Netzwerkerin. Sie teilt ihre Helferinnen zum Putzen der Räume und Toiletten ein, führt das Händewaschen ein. Sie selbst ist in der Nacht als „Lady mit der Lampe" unterwegs, um Patienten zu pflegen. Sie wendet sich mit einem dringenden Appell an die *Times*. Und London schickt schon damals das, was heute für Katastropheneinsätze üblich ist: eine transportable Klinik. Eine aus England angereiste Sanitärkommission repariert Abwasser- und Lüftungsanlagen. Die Sterbensrate im Lazarett sinkt rapide. Und England dankt es ihr.

Anders als bei Semmelweis blüht Nightingales Ruhm zu Lebzeiten. Bei Kriegsende 1856 reist die Krankenschwester unter dem Pseudonym „Miss Smith" nach England zurück, um den Reportern zu entkommen. Sie wird eine Berühmtheit mit Zugang zu Königin Viktoria und Prinz Albert. Großzügige Spenden erlauben ihr, in London die „Nightingale School for Nurses" zu gründen, eine Ausbildungsstätte für Krankenschwestern. 50 weitere Jahre lang verbreitet sie ihre Botschaft in 200 Büchern und Artikeln.

Sauberkeit, Wärme, frische Luft, gute Ernährung – das sind die Kernpunkte in Florence Nightingales Pflegemantra. Ihre Arbeit hat Erfolg, obwohl auch sie noch dem „Miasma"-Glauben anhängt, nach dem Krankheit durch faulige Luft verursacht und gottgeben ist. Doch in ihrer Interpretation hat Gott das Miasma geschaffen, damit der Mensch diese Krankheitsursache erkennen und beheben kann.

Die heimlichen Hersteller von Bier und Wein

Mehr als eineinhalb Jahrhunderte liegen zwischen der Entdeckung der „animalcules", die Antoni von Leeuwenhook als Erster gesehen hat, und dem Wirken von Semmelweis und Nightingale. Dass Erkrankungen wie das Kindbettfieber, Cholera oder Typhus mit jenen Winzlingen zu tun haben, ist noch immer kein Thema. Zwar werden Bakterien inzwischen unter verbesserten Mikroskopen häufiger gesichtet. Doch mit Krankheiten ringsum bringen die Ärzte sie nicht in Verbindung.

Doch Wissenschaftler einer neuen Fachrichtung sind dabei, das zu ändern. Ab 1850 beginnen die Pioniere der Mikrobiologie, bahnbrechende Entdeckungen zu machen, zunächst abseits der Medizin. Einer von ihnen ist Louis Pasteur (1822–1895). Der promovierte Physiker und Chemiker befasst sich mit Gärungsprozessen in Nahrungsmitteln. Er ist so besessen von seiner Arbeit, dass er verspätet zur eigenen Hochzeit kommt, weil er über die Arbeit im Laboratorium den Termin vergessen hat.

Inzwischen ist die Mikroskopie aus dem Dornröschenschlaf erwacht. Die neuen Mikroskope mit Doppellinsen und Stativen ähneln schon denen, die Schüler heute im Unterricht verwenden. Pasteur taucht in die Welt der Mikrostrukturen ein und erkennt: Gärung ist lebenden Mikroorganismen zu verdanken. Der Forscher entdeckt die Mikroben, die Milch sauer machen und für den Alkohol in Bier und Wein sorgen. Und er findet Verfahren, die weniger segensreichen Keime zu stoppen, die Fäulnis verursachen und Lebensmittel verderben. Er beweist, dass man sie durch Hitze unschädlich machen und ihre Verbreitung durch Kälte aufhalten kann.

Die neue Theorie ist revolutionär. Sie besagt: Mikroben sind immer schon da, sie sind lebendig, sie sind überall. Meist bleiben sie unauffällig. Es sei denn, sie finden Nährstoffe im Überfluss. Das ist bei Prozessen wie der Gärung oder der Fäulnis der Fall. Denn wenn die Umweltbedingungen für sie günstig sind, vermehren sich Mikroorganismen stark und entfalten Wirkungen, die man sehen kann.

Endgültig ist klar: Die Theorie der spontanen Urzeugung, der schon Aristoteles anhing, ist eine Irrlehre. Genau wie das Miasma, das Hippokrates als Ursache für Ansteckung ins Spiel brachte. Das neue Wissen über Mikroben wird zum Schlüssel für die Medizin. Pasteur beginnt, sich mit Infektionskrankheiten zu beschäftigen. Er glaubt, dass die Mechanismen der Ansteckung denen der Gärung ähneln und Lebewesen dafür verantwortlich sind. Er erkennt, dass die Fleckenkrankheit, die in seiner Region Seidenraupen bedroht, sich stoppen lässt, indem man befallene und nicht befallene Eier trennt.

Pasteur wendet seine Kenntnisse über ansteckende Krankheiten zunächst in der Tiermedizin an. Er entwickelt einen Impfstoff aus abgeschwächten Krankheitserregern zum Schutz von Hühnern und Puten gegen Geflügelcholera, 1885 dann den ersten erfolgreichen Impfstoff gegen eine Krankheit, die Tiere, aber auch Menschen befällt: die Tollwut.

Bakterienjagd – Milzbrand, Tuberkulose und Cholera auf der Spur

Zeitgleich mit Louis Pasteur ist Robert Koch (1843–1910) aktiv. 1872 tritt er eine Stelle als Landarzt in Willstein im heutigen Polen an. Dort grassiert eine Seuche, die Viehherden dahinrafft und ihre Besitzer ruiniert – der Milzbrand. Als Viehseuche spielt Milzbrand oder Anthrax heute keine Rolle mehr. Angst vor lebendigem Schmutz, wie Anthrax ihn symbolisiert, gibt es dennoch reichlich. Der Erreger *Bacillus anthracis*, der die Krankheit verursacht, bildet Sporen, und die können jahrelang überleben, ohne ihr tödliches Potenzial zu verlieren, und sind auch für Menschen extrem gefährlich. Anthrax gilt als eine der bedrohlichsten Biowaffen. Wie bedrohlich, zeigte sich nur eine Woche nach den Terroranschlägen vom 11. September 2001. Eine zweite Terrorattacke ganz anderer Art hält die USA in Atem. Ominöse anonyme Briefe werden an US-Senatoren und -TV-Sender verschickt. Sie enthalten Anthraxsporen aus Labors des amerikanischen Militärs und Botschaften wie „Tod für Amerika", „Tod für Israel", „Allah ist groß". Fünf Menschen sterben.

Wer heute als Forscher mit der Substanz professionell zu tun hat, arbeitet in von der Außenwelt durch mehrere Schleusen abgeschirmten Hochsicherheitslaboren. Zubehör: Edelstahlwände, Desinfektionsduschen und belüftete

Gummischürzen. Zu Kochs Zeiten ist das anders. Er studiert die Krankheit in dem Labor, das er in seiner Privatwohnung eingerichtet hat.

Unter dem Mikroskop untersucht er Blut- und Gewebeproben betroffener Tiere und entdeckt bei allen stäbchenförmige Bakterien. Sind sie die Auslöser? Um das zu testen, spritzt er Blut befallener Kühe in gesunde Mäuse und Meerschweinchen. Ihre Milz schwillt an, sie werden krank und verenden. Es gelingt Robert Koch, die Milzbranderreger nicht nur zu isolieren, sondern auch zu vermehren. Er will wissen, ob auch die Nachkommen der Verursacherbakterien noch ansteckend wirken. Er findet eine Nährstofflösung, in der sie sich schnell vermehren, und züchtet mehrere Generationen. Tatsächlich tragen auch sie noch das Ansteckungspotenzial.

Durch seine erstaunliche Arbeit, seine Systematik und seine Erfolge macht der Arzt aus der Provinz von sich reden. 1880 wird er ans Kaiserliche Gesundheitsamt in Berlin berufen. 1882 gelingt ihm der Nachweis des Tuberkuloseerregers. 1884 folgt der Nachweis des Cholera-Erregers. 1885 wird er Leiter des Instituts für Infektionskrankheiten an der Universität Berlin.

Nun fehlt nur noch die Lösung, die Krankheiten auch zu heilen. Besonders Tuberkulose, die „Schwindsucht", ist die Geißel der damaligen Zeit. Jeder zweite Todesfall der 15- bis 40-Jährigen ist ihr zuzuschreiben.

Fieberhaft und im Geheimen fahndet Koch, inzwischen weltbekannter Forscher, nach einer Substanz, die als Heil- und Präventivmittel dienen soll. Über 100 Chemikalien testet er als „Tuberkelkiller". 1890 sieht er sich am Ziel. Im August dieses Jahres treffen sich in Berlin 5000 Ärzte zum Internationalen Medizinischen Kongress. Koch erklärt, er habe ein vielversprechendes Heil- und Präventivmittel für Tuberkulose entwickelt. Noch sei es im Versuchsstadium. Doch bei Meerschweinchen habe es den „Krankheitsprozess vollkommen zum Stillstand gebracht".

Doch das „Tuberkulin", dessen Zusammensetzung Koch geheim hält, versagt. Er hat es nie an Tbc-Kranken getestet, nur an Gesunden: an sich selbst, an vier Mitarbeitern und an seiner 17-jährigen Geliebten. Mit schwerwiegenden Folgen: Fieber, Gliederschmerzen und Übelkeit. Nun, in der Anwendung bei Kranken, gibt es Todesfälle, die auf das Mittel zurückzuführen sind.

Heute würde man von Kunstfehlern sprechen und Prozesse führen. Damals bleibt Koch ein Held. Auch weil er beweist, dass die Mikrobiologie sehr wohl Menschen retten kann in einer Epoche, in der schätzungsweise mindestens die Hälfte aller Todesfälle auf Infektionskrankheiten zurückgeht. 1892 wird er nach Hamburg gerufen, wo eine Choleraepidemie ausgebrochen ist. Acht Jahre zuvor hat er in Ägypten mit Cholera zu tun gehabt und Darmbakterien als Auslöser identifiziert. Überträger ist schmutziges Trinkwasser.

Wer sich mit Hygiene beschäftigt hat, weiß zu dieser Zeit: Eine Grundregel ist es, Trinkwasser vom Abwasser zu trennen. Einige Städte haben das erfolgreich getan. In Hamburgs Nachbarstadt Altona existiert schon lange eine Filtrieranlage für die Trinkwasserreinigung. In Hamburg selbst kommt das Leitungswasser ungereinigt aus der Elbe, obwohl man seit 1872 über den Bau einer solchen Anlage spricht. Die 44 Jahre alte Kanalisation hat einen gewaltigen Nachteil. Aus Kostengründen enden die Abwasserrohre im Hamburger Hafen und nicht weiter am Unterlauf der Elbe. Das bedeutet, dass die Haupttrinkwasserentnahmestelle dort ist, wo bei Flut auch das Abwasser schwappt.

In jenem August 1892 kommt vieles zusammen. Eine Hitzewelle sorgt für warmes Wasser in der Elbe und niedrige Wasserstände. Das begünstigt die Vermehrung der Keime. Doch als sich die Anzeichen für einen Seuchenausbruch mehren, halten Senatoren und Mediziner das zunächst geheim. Erst eine Woche nach dem ersten Verdacht benachrichtigen die Hamburger das Kaiserliche Gesundheitsamt in Berlin.

Einen Tag später ist Robert Koch in Hamburg. Er besucht das Gängeviertel, wo die Bewohner das Wasser direkt aus den Fleeten schöpfen, in die sie auch Kot und Abfälle schütten. „Ich vergesse, dass ich mich in Europa befinde. Ich habe noch nie solche ungesunden Wohnungen, Pesthöhlen und Brutstätten für jeden Ansteckungskeim angetroffen wie hier", erklärt Koch entsetzt.

Auf seinen Rat hin werden die Schulen geschlossen, öffentliche Veranstaltungen abgesagt, der Hafen stellt den Betrieb ein. Aus leeren Tanzsälen werden improvisierte Desinfektionssäle. Helfer verteilen abgekochtes Wasser und Essenscoupons. Flugblätter informieren über die Not- und Schutzmaßnahmen und warnen vor dem Verzehr von ungekochtem Essen und Wasser. Leichen werden in Möbelwagen fortgebracht. Desinfektionskolonnen sind unterwegs, um die Wohnungen von Verstorbenen zu entseuchen, und bestreichen Häuser mit Chlorkalk oder Lysol.

Zehn Wochen lang wütet die Choleraepidemie. Dann ist Schluss. 1893 gehen das Filtrierwerk der Hamburger Wasserwerke und kurz danach eine Müllverbrennungsanlage in Betrieb.

Robert Koch erhält 1905 den Nobelpreis für Medizin. Sein Wirken hat die Sicht auf die Bakterien für lange Zeit geprägt. Koch steht für den heroischen Kampf der Wissenschaft gegen eine unheimliche Art von Schmutz, die von unsichtbaren Lebewesen verursacht wird. Er steht damit auch für eine bis heute nicht überwundene Bakterienphobie. Der Drang der Forscher von damals, Erreger um jeden Preis zu bekämpfen, ist verständlich. Dass beim Blick ins Mikroskop auch viele Mikroben auftauchten, die harmlos sind, schien demgegenüber uninteressant. Die Idee, dass sie für den Heilungsprozess eine Rolle spielten könnten, passte nicht zum Zeitgeist, jedenfalls nicht zum Mainstream.

Es gab Ausnahmen. Weniger bekannte Zeitgenossen von Louis Pasteur und Robert Koch sahen die unsichtbaren Winzlinge mit anderen Augen. Der Niederländer Martinus Beijerinck interessiert sich nicht für sensationelle Krankheiten. Er untersucht Bakterien in der Umwelt, im Boden und im Wasser. Dabei findet er erstaunliche Talente, die Stickstoff aus der Luft holen können und ihn dem Boden als Dünger zuführen. Andere Mikrobiologen finden heraus, dass Bakterien im Körper von Menschen, Tieren und Pflanzen leben. Und sie nicht schädigen, sondern Symbiosen bilden, Gemeinschaften, die beiden Partnern nützen.

Ihre Erkenntnisse hätten schon damals zu einem anderen Verständnis von Krankheit und Medizin führen können. Doch in einer Zeit, in der Ansteckungskrankheiten zu den wichtigsten Todesursachen führen, gilt als höchste Priorität, Mittel dagegen zu finden. Den Weg dazu ebnet ein Mikrobiologe erst nach Robert Kochs Tod.

Der geniale Zufallscoup im Labor – Schimmel killt Keime

Am Anfang des 20. Jahrhunderts sind viele Bakterienstämme, die Krankheiten auslösen, entdeckt. Und man kennt Hygienemaßnahmen, um die Ansteckungsgefahr zu mindern. Das Händewaschen mit Seife. Die Sterilisierung und Desinfektion medizinischer Instrumente im Krankenhaus. Kanalisationssysteme für das Abwasser. Die Bereitstellung von sauberem Trinkwasser.

Was fehlt, sind Heilmittel, um die Krankheitserreger direkt zu attackieren. Das bedeutendste ist einem Zufall zu verdanken, dem vielleicht wichtigsten in der Medizingeschichte – Alexander Flemings Entdeckung, dass Schimmelpilze gefährliche Bakterien töten können.

Fleming, 1881 in Schottland geboren, ist Arzt und Bakteriologe am St. Mary's Hospital in London. Als er im September 1928 aus einem Urlaub zurückkehrt, findet er im Labor verschimmelte Petrischalen. Er muss vergessen haben, die Bakterienkulturen der Staphylokokkenstämme zu entsorgen, die er aus Forschungszwecken darin züchtet. Als er es nun nachholen will, sieht er sich die Schalen mit den Schimmelpilzen genauer an. Etwas ist auffällig. Ringsum die Schimmelschicht gibt es eine bakterienfreie Zone.

Fleming spült die Schalen nicht aus, sondern untersucht sie eingehend. Er identifiziert den erstaunlichen Schimmelpilz als *Penicillium notatum*, experimentiert mit ihm und findet, dass er das Wachstum von Staphylokokken selbst in 800-facher Verdünnung noch in Schach hält. Die aktive Substanz nennt er Penicillin. Auch gegen andere Bakterien wie Streptokokken ist es seinen Versuchen zufolge wirksam. Und dabei für Tiere ungiftig.

Schimmelpilzgift aus Penicilliumstämmen wird als Antibiotikum Abermillionen Menschen das Leben retten. Aber es dauert noch lange, ehe es als Medikament zum Einsatz kommt. Fleming selbst nutzt es, um offene Wunden damit zu behandeln, aber er schafft es noch nicht, aus den Pilzsporen einen Extrakt zu herzustellen, der als Arznei für innere Krankheiten wirksam ist. Das gelingt im kleinen Maßstab 1939 den Biochemikern Ernst Chain und Howard Florey. Bei infizierten Ratten wirkt der Stoff. Auch bei dem Polizisten Albert Alexander, der als erster Patient eine Penicillintherapie erhält, schlägt er an, sein Fieber sinkt. Doch die Substanz baut sich im Körper zu schnell ab und die Menge ist aufgebraucht, ehe sie zur Heilung führen kann.

Die Versuche schlafen ein, bis mit dem Zweiten Weltkrieg die Wende kommt. 1941 sind die USA in den Krieg eingetreten. Die Amerikaner erfahren vom Schimmelpilzgift, das Sterbenskranken helfen kann. Für das „War Production Board", ein Regierungsgremium für die Rüstungsproduktion, wird die schnelle Entwicklung zu einem der wichtigsten Projekte neben der Atombombe. Die Firma Pfizer wandelt eine Eisfabrik in Brooklyn in eine Penicillinfabrik um. Riesige Gärkessel produzieren das Antibiotikum großtechnisch. Im März 1944 nehmen sie die Produktion auf. Gerade rechtzeitig, um das Medikament mit jenen amerikanischen Soldaten nach Europa zu verschiffen, denen es womöglich das Leben retten wird. Ab 1945 ist das Penicillin dann in amerikanischen Drugstores auch für Zivilisten erhältlich.

Im selben Jahr endet der Krieg. Fleming bekommt zusammen mit Chain und Florey den Nobelpreis für Medizin.

Neue Helden braucht die Medizin der Gegenwart

Die Erfolge von Hygiene und Medizin spiegeln sich in der Lebenserwartung von heute. Sie stieg in den Industrieländern im 20. Jahrhundert um 30 Jahre. Typhus, Cholera, Diphterie und Tollwut sind bei uns Begriffe aus einer vergangenen Epoche. Dazu beigetragen haben Dinge, die Fünfjährigen heute selbstverständlich erscheinen, wenn sie im Kindergarten vom unsichtbaren Schmutz auf ihren Händen lernen. Für ihre drei Jahrzehnte mehr an Lebenszeit sorgen Seife und Shampoo. Wohnungen mit Warmwasserhähnen und Duschen. Finanzielle Verhältnisse, in denen Waschmaschinen und Putzmittel erschwinglich sind. Geregelte Trinkwasserversorgung und Abwasserentsorgung. Lebensmittel, deren Herstellung überwacht ist. Eine Krankenversorgung, die Impfungen und Antibiotika bereitstellt.

Alles klar also? Werden bald alle über 100?

Es gibt Bremsen, Stolperfallen und Rückschritte. Krankheiten wie Cholera, Malaria und Tuberkulose sind längst nicht überall ausgerottet. Die Welt ist gespalten in arme Länder, in denen immer noch gilt, dass zu viel Schmutz tötet. Und in die reichen Länder, in denen neue Probleme entstanden sind. Zu wenig Schmutz ist zwar nicht lebensbedrohlich, kann aber das Immunsystem durcheinanderbringen und schwere Autoimmunkrankheiten fördern. Auch der Antibiotikagebrauch zeigt Schattenseiten. Penicillin & Co. drohen ihre Wirkung zu verlieren, weil immer mehr Krankheitserreger Resistenzen entwickeln.

Robert Koch und die anderen Helden der Mikrobiologie des 19. Jahrhunderts sind daran nicht unschuldig.

Sie haben eine Weltsicht der Medizin geprägt, die noch immer populär ist. Bis heute hat sich ein fast militärischer Jargon im Umgang mit Infektionen erhalten. Das Dogma ähnelt dem 99,99-Prozent-Versprechen der Bakterienkiller im Haushalt. Doch die Lehre des Ausrottens und Killens führt hier wie dort in die Irre.

Christoph Gradmann, Professor für Medizinhistorik an der Universität Oslo, macht in seiner Biografie über Robert Koch deutlich, welchen gravierenden Schwachpunkt der Forschungsansatz der Pioniere von damals hat. Bei der „experimentellen Erforschung der Krankheit im Labor" gehe der Blick auf die Kranken verloren: „Krankheit erscheint als Duell von Medizinern und Mikroben; Patienten kommen höchstens als Überträger ... vor." Der kranke Körper gilt in dem Kampf als passives Element, in dem sich die Bakterien ausbreiten wie bei der Zucht auf einem Nährboden im Labor. Dass der Körper sehr aktiv ins Geschehen eingreift, ist zur damaligen Zeit unbekannt und unvorstellbar.

Eine mindestens ebenso große Überraschung für die Mikrobenjäger von einst wäre die heutige Erkenntnis, dass es allein im menschlichen Körper mehr Bakterien als Körperzellen gibt, nach neuesten Schätzungen sind es 30 Billionen Zellen und 39 Billionen Bakterien. Sie gehören zu 10 000 verschiedenen Arten und leben sehr häufig in friedlicher Koexistenz mit den Zellen. Auch das lernen Kinder heute schon in der Kita: Die „bösen" Bakterien sind die absolute Ausnahme; die meisten sind wichtig für uns und unsere Gesundheit.

Moderne Forschung lehrt einen neuen Blick auf die kleinen Tierchen, die Antoni van Leeuwenhoek entdeckt hat. Es ist und bleibt notwendig, gefährliche Erreger in

Schach zu halten. Doch klüger als ein Vernichtungsfeldzug ist eine Balance in der Bakterienflora. Wenn die stimmt, wird der Körper sein eigener Arzt. Und so haben die modernen Mikrobiologen nicht mehr das Freund-Feind-Schema im Visier. Sie erforschen, wie ein gesunder Organismus mit Schmutz und Angriffen von außen fertigwird.

Denn jeder und jede Einzelne besitzt etwas, das die Evolution und der Mutterleib uns mitgegeben haben: ein Immunsystem. Das reagiert zwar manchmal gereizt, wenn eine Attacke von außen allzu heftig wird. Doch meistens wehrt es alle gefährlichen Bakterien ab, ehe die Krankheiten ausbrechen, mit denen Semmelweis, Nightingale, Koch & Co. zu tun hatten.

7

DAS IMMUNSYSTEM: DR. MED. IM EIGENEN LEIB

Ein gesundes Immunsystem ist als Schmutzabwehr unübertroffen. Es arbeitet wie eine geniale Ärzteschar im eigenen Körper. Doch in den letzten Jahrzehnten zeigt die Körperabwehr Schwächen. Leiden wie Neurodermitis, Allergien und Asthma nehmen zu. Eine Erklärung: Im städtisch-hygienischen Umfeld fehlen die Bakterien, die es trainieren könnten. Der alte Spruch „Dreck reinigt den Magen" enthält Wahrheit – eine keimfreie, sterile Welt ist ungesund.

Warum sind wir eigentlich noch nicht tot? Die schöne Frage ist der Titel eines Buches über den menschlichen Körper. Autor ist der Mikrobiologe Idan Ben-Barak, und seine Frage berührt einen wunden Punkt. Aus dem Blickwinkel der Angst ist die Welt um uns herum eine Mikrobenhölle. Überall, wo wir uns bewegen und wo wir hinfassen, lauern Keime in gigantischer Zahl. Ben-Barak schreibt, dass sie nur auf das Eine warten: „sich in dem faszinierend üppigen Klumpen aus warmen, feuchten Proteinen und Energie einzunisten, den wir menschlichen Organismus nennen."

Viren, Pilze, Sporen, Bakterien – wir tun unser Bestes, um die Truppen der allgegenwärtigen Mikroorganismen in Schach zu halten: mit Seife und Wasch- und Putzmitteln und Medikamenten und Arztbesuchen. Aber das ist nicht der Hauptgrund für die Tatsache, dass sehr viele von den weit mehr als 7 Milliarden Menschen auf der Erde ziemlich oft ziemlich gesund sind. Die liegt tiefer. In uns selbst. Wir haben die Heilerin im eigenen Leib, die Göttin Hygieia in Form des Immunsystems.

Dessen Vorgeschichte reicht weit in die Frühzeit zurück. Vor 600 Millionen Jahren fand alles Leben ausschließlich im Ozean statt. Nachdem in den zwei Jahrmilliarden davor dort nur Einzeller gelebt hatten, waren Mehrzeller entstanden. Wesen ohne Hirn, ohne Herz, ohne Blut. Organismen, die heute noch die Meere bevölkern und die selbst fast nur aus Wasser bestehen: Seeanemonen, Polypen, Quallen. An Wirbeltiere oder eine Kreatur wie den Menschen war noch lange nicht zu denken. Doch Wissenschaftler betrachten schon diese Wasserwesen als erste ferne Verwandte, die eine Art Hygieneverhalten praktizieren.

Ein Strandspaziergang und die Lehre vom Seestern

Dass wir darüber Bescheid wissen, verdanken wir unter anderem dem Strandspaziergang eines ungewöhnlichen Forschers im Jahr 1882. Ilja Metschnikow ist zu seiner Zeit ein angesehener Zoologieprofessor aus wohlhabender Familie in Odessa. Schon mit 37 Jahren verlässt er die Universität und forscht privat in Messina in Sizilien weiter. Seine Objekte sind Seesterne. Wie die Quallen und Seeanemonen existierten ihre Vorfahren schon in jener Epoche, in der Leben sich nur im Wasser abspielte. Wie sie sind sie einfache Wesen ohne Nervensystem, ohne Blutgefäße. Als Larven sind diese Winzlinge ideale Probanden, denn sie sind fast durchsichtig. Metschnikow sieht unter dem Mikroskop frei bewegliche Zellen in ihrem Inneren. Er schreibt später: „Es kam mir in den Sinn, dass es solche Zellen sein könnten, die den Körper vor schädlichen Einflüssen schützen." Wie könnte man das prüfen? Die Idee dazu kommt ihm bei jenem Strandspaziergang: Man könnte sehen, was passiert, wenn man die transparenten Larven mit einer Art Splitter verletzt, der in ihrem Körper steckenbleibt.

Es ist Adventszeit. Metschnikow hat gerade einen Mandarinenbaum als Weihnachtsbaum für seine Kinder geschmückt. Nun nimmt er Nadelspitzen dieses Baums und sticht sie vorsichtig in die Seesternlarven. Am nächsten Morgen sieht er die Reaktion. Zellen der Larve haben sich bewegt und den Fremdkörper eingekreist; später ist er verdaut und verschwunden. Der Kampf gegen den körperfremden „Schmutz" ist entschieden.

Metschnikow wiederholt das Experiment an Wasserflöhen in einer raffinierteren Version. In ihre Körper führt er Pilzsporen ein. Auch hier kann er beobachten, wie Körperzellen die Sporen einhüllen, verzehren und zerstören. Doch es gibt einen Punkt, ab dem das nicht mehr funktioniert. Sind es zu viele Sporen, kapituliert der Organismus. Ab einer Überzahl der fremden Partikel sterben die Wasserflöhe.

Metschnikow nennt die Zellen, die er beobachtet hat, Phagozyten, Fresszellen. Die Entdeckung ist revolutionär. Dass sich Zellen im Körper selbstständig aufmachen, um Bakterien zu vernichten, erscheint seinen Zeitgenossen aberwitzig. Doch mit diesen Erkenntnissen legt der Russe die Grundlagen zur Immunologie. 1908 erhält er dafür den Nobelpreis für Medizin.

Attacke, Abwehr, Arrangement oder Untergang – das sind die entscheidenden Prozesse im Wettrüsten der Evolution. Wesen, die Angriffen von außen dauerhaft unterlegen sind und keine Mittel finden, ihnen aus dem Weg zu gehen oder sie mit eigenen Waffen zu anzugreifen, gehen unter. Diejenigen, die sich an ihre Umwelt anzupassen vermögen, vermehren sich und überleben. Fresszellen gehören seit 600 Millionen Jahren in diese Kategorie.

Die Immunabwehr: eine segensreiche Heils-Armee

Um Organismen vor fremden Übergriffen zu schützen, hat die Evolution den Fluchtreflex und raffinierte Schutzschilde im Angebot, aber auch ein Arsenal an biologischen und chemischen Kampfstoffen. Die Antwort auf die Frage, warum wir noch nicht tot sind, lautet für jede und jeden von uns: Weil unser Immunsystem uns (bisher) geschützt hat. Es wirkt als eine konspirative Ärzteschar im eigenen Körper, eine dezente Heils-Armee, die sich wirkungsvoll und unbemerkt um unsere Gesundheit kümmert. Alarm schlägt es nur, wenn irgendetwas extrem im Argen liegt.

Was wir nicht wahrnehmen, empfinden wir als selbstverständlich und nicht der Rede wert. Der Körper atmet, bewegt sich, pumpt Blut durch die Adern, meldet Sinneseindrücke, Bewegungen, Gedanken. Parallel dazu beauftragt er das Immunsystem mit einem lebenslänglichen 24/7-Dauergroßputz. Dieser wenig sensationelle Normalfall, der Gesundheit ganz ohne Doktoreinsatz und Apothekenrezept produziert, macht wenig von sich reden. Doch eigentlich ist er ein Wunder.

Wir achten nicht auf die Regel, sondern auf die Ausnahmen. Den Begriff „Gesundheitssystem" haben wir reserviert für die professionelle Krankheitsbekämpfung: für SOS, Rettungswagen und Intensivstation, für Herz-OP, Defibrillatoren und Chemotherapie, für Kopfschmerztabletten und Hustentropfen. All das verursacht in Deutschland Ausgaben von knapp 380 Milliarden Euro, 4700 Euro pro Einwohner. Als Helden der Medizin werden die Nachfolger und Nachfolgerinnen von Ärzten à la Robert Koch und Alexander Fleming gefeiert. Engel in Weiß, die noch gegen die schlimmsten Krankheiten Therapien aufzubieten haben.

Die Selbstheilungsaktivitäten des Körpers finden erst langsam die Beachtung, die sie verdienen. Thema werden sie auch deshalb, weil sie nicht mehr so gut zu funktionieren scheinen wie in früheren Zeiten. Wir sind von einem

Universum lebender und toter Fremdstoffe umgeben. Das Immunsystem ist normalerweise extrem clever darin, in Echtzeit zu erkennen, was zwar fremd für den Körper, aber harmlos oder gut für ihn ist. Es wehrt sich normalerweise nicht gegen Nahrung und den Kontakt mit Frühlingsluft und Tieren. Aber Leiden aus dem Allergiespektrum, bei denen die Abwehr Umweltstoffe wie Erdnüsse, Birkenpollen und Hundehaare attackiert, nehmen zu. Genauso Autoimmunkrankheiten wie Rheuma oder Multiple Sklerose, bei denen die Immunabwehr körpereigenes Gewebe angreift.

Höchste Zeit also, sich mit dem Gesundheitssystem im eigenen Leib zu beschäftigen. Seine Aktivitäten sind es, die dafür sorgen, dass wir auf die Frage „Wie geht's?" ehrlich „Gut!" antworten. Was sie dafür im Inneren ohne unsere Kontrolle anstellen, ist kompliziert. Noch in weiten Teilen unverstanden. Extrem faszinierend.

Das angeborene Immunsystem: Barriere gegen Schmutz aller Art

Mit plumpen Angriffen von außen wird die angeborene Immunabwehr fertig. Ihre Aufgabe ist rascher Schutz mithilfe von mechanischen und chemischen Barrieren.

Dass grober Dreck draußen bleibt, dafür sorgt **die Haut**. Die ist beim Menschen nicht so dick wie bei Elefant oder Walross. Doch ihr raffinierter Aufbau bietet eine buchstäblich vielschichtige physische Barriere gegen Schmutz aller Art. In der Oberhaut liegen Hornzellen dachziegelartig übereinander. Das verleiht mechanischen

Schutz. In das Bindegewebe der Unterhaut ein paar Millimeter tiefer sind kleine Fettpolster eingelagert. Das sorgt für Druck- und Stoßausgleich. Schweiß mit leicht saurem pH-Wert verhindert die Besiedlung der Hautoberfläche mit unerwünschten Bakterien. Die Talgdrüsen steuern Fett bei, das Wasser abstößt und dafür sorgt, dass es nicht unter die Körperoberfläche gelangt und dabei Fremdkörper als blinde Passagiere einschmuggelt.

Es gibt Schwachstellen. Löcher wie Augen, Nase und Mund. An den Augen sorgen Wimpern und der Lidschlag für die Erstabwehr gegen Schmutz. Den Rest erledigt die **Tränenflüssigkeit** vor dem Augapfel. Sie enthält Lysozym, ein Enzym mit antibakterieller Wirkung, und führt Fremdkörper durch die Nasenhöhle ab. Schadstoffe, die sich durch Mund und Nase ins Körperinnere schummeln, bekommen es mit den **Flimmerhärchen der Atemwege** zu tun. Die kleiden Nebenhöhlen, Kehlkopf, Luftröhre und Bronchien bis hin zur Lunge aus. In starker Vergrößerung sehen sie aus wie eng aneinander stehende Grashalme eines kurz gemähten Rasens. Sie sind beweglich und formieren sich koordiniert, wenn sie Fremdkörper entdecken, und transportieren sie in Richtung Rachen mit Spucke und Schleim ab.

Schafft es doch ein Eindringling weiter hinunter in die Eingeweide, bekommt er es mit der **Magensäure** zu tun. Die besteht aus verdünnter Salzsäure und ist extrem ätzend. Damit verdaut sie nicht nur die Nahrung, sondern tötet nebenbei Mikroorganismen, die in ihren Bereich gelangen.

Die **Leber** hat neben ihren eigentlichen Stoffwechselfunktionen eine Hauptrolle als Entgiftungsorgan. Sie filtert Bakterien aus dem Blut, wandelt Alkohol in Fett um, macht aus giftigem Ammoniak ungiftigen Harnstoff und schickt wasserunlösliche Schadstoffe über die Gallenflüssigkeit in den Darm.

In den **Nieren** sorgen eine Million winziger Röhren, die Nephronen, dafür, Schadstoffe auszufiltern und auszuscheiden. Der „Müll" des Stoffwechsels wird durch eine dünne Membran in den Harnleiter gedrückt. Gelöste Eiweiße, zum Beispiel Enzyme, hält der Filter zwecks Recycling zurück. Ein aufwendiger Prozess: Das Herz schickt pro Minute gut einen Liter Blut durch das Nierengewebe, insgesamt 1500 bis 1700 Liter täglich. Das macht die Niere zu einem der am besten durchbluteten Organe.

Der **Darm** ist als Putz- und Gesundheitsaktivist ein Universalgenie und eine Hauptzentrale des Immunsystems. Alle Funktionen aufzuzählen, würde den Rahmen dieses Kapitels sprengen, hier nur ein paar Stichpunkte. Auf und in dem Dickdarmschlauch, der auf 1,5 Metern Länge zwei Quadratmeter Oberfläche aufweist, leben körpereigene Zellen mit Billionen Bakterien zusammen. Gemeinsam und in Arbeitsteilung versorgen sie den Körper mit den Nährstoffen, Vitaminen und Salzen, die er braucht. Zugleich übernehmen sie medizinische Kontrolldienste. Rund 70 Prozent der immunologisch aktiven Zellen sind hier aktiv. Manche produzieren Stoffe, die unerwünschte Bakterien hemmen. Andere sind darauf spezialisiert, die Umgebung auf Gefahr hin zu scannen. Wenn sie Erreger bemerken, schlagen sie mit Botenstoffen Alarm, um die unerwünschten Eindringlinge zu zerstören.

All diese Vorgänge geschehen, ohne dass wir Aufmerksamkeit darauf verwenden. Andere Schutzreflexe merken wir. Den **Niesreiz** zum Beispiel – Niesen befördert Schadstoffe und Bakterien aus dem Nasenraum ins Freie, ohne unangenehme Folgen. Bei **Brechreiz** und **Durchfall** ist das schon anders. Der Körper rebelliert: Gift! Das kann von Viren wie dem Norovirus stammen, von Bakterien wie Salmonellen oder von einer Vergiftung durch Pflanzenschutzmittel oder Kohlenmonoxid. Oder: Achtung, zu viel gegessen! Oder: das Falsche gegessen! Zum Beispiel bei einer Allergie gegen Kuhmilch oder bei Laktoseintoleranz. Oder: Zu viel Bier getrunken!

Hier signalisiert der Körper, dass die Lage ernst ist. Der Drang, die Ursache auszuschalten, wird übermächtig und äußert sich in flauem Magen und Übelkeit. Es folgen Konvulsionen. Manchmal nach oben in Richtung Schlund. Die Anweisung zum Erbrechen kommt in diesem Fall vom Gehirn, wo das Brechzentrum sitzt. Manchmal nach unten in Richtung Darm. Als Durchfall werden Erreger mit viel Flüssigkeit weggespült.

In der Regel heilt der Körper sich auch in diesen Fällen selbst. Er verweigert erst einmal die Nahrungsaufnahme, will schlafen, bekommt Durst, um den Flüssigkeitsverlust auszugleichen, und meldet sich ein paar Tage später wieder gesund.

Sind die Attacken von außen heftig, geht es uns schlecht. Auch das ist ein gutes Zeichen – die Immunreaktion funktioniert. Gebildet werden die Zellen der Immunabwehr im wohl unbekanntesten Organ des Körpers, dem **Thymus.** Er sitzt hinter dem Schlüsselbein, ist 40 Gramm schwer und nur bis zur Pubertät aktiv. Dann schrumpft er und verwandelt sich in Fettgewebe ohne erkennbare weitere Funktion. In den ersten Lebensjahren bildet er Stammzellen aus dem Knochenmark zu Immunzellen aus. Sie reichen für den Rest des Lebens aus, um bedrohliche körperfremde Zellen zu erkennen. Und setzen jene Aktion in Gang, die Ilja Metschnikow beobachtet hat: Fresszellen umfließen die Eindringlinge und zerkleinern sie. Mit Hilfe von Enzymen können sie sie auflösen und ausscheiden.

Entzündungen, Schmerzen und **Fieber** heißen in Körpersprache übersetzt: Immunzellen haben sich vermehrt und gelangen durch das Blut- und Lymphsystem zu den feinen Blutgefäßen (Kapillaren) an der betroffenen Stelle. Dort weiten sich die Poren und lassen die Fresszellen hindurch, damit sie aktiv werden können. Weil sich auch Gewebeflüssigkeit dort sammelt, schwillt die betroffene Stelle an und schmerzt. Oft tritt außerdem Fieber auf. Das wiederum hindert Krankheitskeime an der Vermehrung; denn die haben sich dafür auf die übliche Körpertemperatur spezialisiert. Die Fresszellen der angeborenen Immunabwehr reagieren also zunächst ähnlich wie beim Wasserfloh im Experiment von Metschnikow. Beim Menschen funktioniert die Sache allerdings wesentlich flexibler als bei einfachen Wasserorganismen. Denn zu den Zellen des angeborenen Immunsystem kommen noch die spezialisierten Helfer des erworbenen Immunsystems.

Das erworbene Immunsystem: die körpereigene Pharmafabrik

Dass der Leib sich wehrt, um sein Wohlbefinden zu bewahren, klingt einleuchtend. Dass er es so gut kann, ist erstaunlich. Viele körperfremde Stoffe sind ja erwünscht und überlebenswichtig. Nahrungsmittel, Vitamine, Medikamente, probiotische Bakterien auf der einen Seite,

Krankheitskeime, Asbestfasern, Gifte auf der anderen – woher weiß unser Körper, welche Substanzen, die wir essen oder einatmen, gefährlich sind und welche nicht?

Er lernt es. Die bisher beschriebene schnelle, unspezifische und angeborene Immunabwehr teilen wir mit 99 Prozent der Tiere. Nur höhere Wirbeltiere wie der Mensch haben das noch raffiniertere individuelle Heilnetzwerk zu bieten: das erworbene Immunsystem. Dieses „Superorgan" hat seine Hauptproduktionsstätte wie beschrieben im Thymus. Zweigstellen sitzen im Darm, im Knochenmark, in den Lymphknoten, der Milz, den Mandeln. Es durchläuft eine Art Medizinstudium, das beginnt, sobald das Kind den Mutterleib verlässt. Es trainiert ganz individuell, was Freund ist und was Feind. Es lernt, zwischen eigenen und fremden Zellen, zwischen Selbst und Nichtselbst, zwischen Gut und Böse zu unterscheiden. Und wenn Influenzaviren oder Bakterien wie Salmonellen den Organismus bedrohen, wird das Immunsystem zur Pharmafabrik, die genau die Wirkstoffe produziert, die auf die aktuellen Erreger zugeschnitten sind.

Ludger Klein, Professor für zelluläre Immunologie an der Ludwig-Maximilians-Universität München erklärt „den Trick" dabei: „Millionen von Immunzellen schwimmen in uns herum, und jede wird durch einen Zufallsgenerator mit einem Rezeptor ausgestattet. Unvermeidlich führt das zunächst auch zur Entstehung von Zellen mit Rezeptoren, die potenziell gefährlich sind und körpereigene Strukturen angreifen könnten. Sie werden aber durch Mechanismen der sogenannten ‚immunologischen Selbst-Toleranz' entfernt. Der Rest bleibt in Bereitschaft, obwohl 99,9 Prozent nie zum Einsatz kommen werden." Aber irgendwann, „wenn wir 20 Jahre später mit Krankheitserreger X oder Keim Y konfrontiert sind", schlägt die Stunde des Alarms. „Und dann besteht die berechtigte Hoffnung, dass es Zellen gibt, die reagieren können. Genau diese extrem wenigen Zellen werden aktiviert und stellen durch Zellteilung abertausende Kopien ihrer selbst her. Und die befassen sich mit genau diesem Krankheitserreger."

Das dauert länger als beim Brechreiz oder beim Durchfall, weil es Zeit braucht, das Arsenal der notwendigen maßgeschneiderten Gegenwirkstoffe zu produzieren: Signalmoleküle, T-Helfer-Zellen, T-Killer-Zellen, B-Zellen, Antikörper und Gedächtniszellen, die dafür sorgen, dass man am selben Erreger nicht gleich wieder erkrankt. Die Details sind raffiniert und in Jahrmillionen der Evolution verfeinert. Und wenn alles gut geht, wird der Körper auch mit einem völlig neuen und unbekannten Stamm des Influenzavirus fertig.

Was Forscher heute im Detail über die Immunabwehr wissen, ist faszinierend. Ludger Klein selbst forscht über den von einem „Autoimmun-Regulator-Gen" gesteuerten Mechanismus, der Immunzellen daran hindert, sich gegen körpereigene Zellen zu richten. Ein Schlüssel, um Autoimmunkrankheiten nach und nach besser zu verstehen.

Aber warum funktioniert die Körperabwehr von Mensch zu Mensch so unterschiedlich? Warum werden manche Menschen nie krank und andere fangen jeden Keim ein? Was hält Gesunde gesund? „Das ist völlig untererforscht", gibt der Immunologe zu. „Wir wollen immer das eine Molekül, das alles erklärt. Aber bei Phänomenen, die jeder kennt, tappen wir im Dunkeln." Als Beispiel nennt er Arbeitsüberlastung kurz vor dem Urlaub. „Wir halten im größten Stress durch, aber am zweiten Urlaubstag fängt das Kratzen im Hals an. Extrem interessant, aber molekular rätselhaft." Sein Trost ist, dass es nicht das Schlechteste sei, hin und wieder krank zu werden: „Ein gelangweiltes Immunsystem ist nicht gut."

Wettrüsten – wie Krankheitskeime das Immunsystem austricksen

Trotz der Raffinesse der Heils-Armee namens Immunabwehr werden Krankheiten die Menschheitsgeschichte weiter begleiten. Wo man sich schützt, lockt Wertvolles – das gilt für Schlösser in der Tür, für Firewalls im Computersystem, für Alarmanlagen beim Juwelier und für das attraktive Biotop, das der menschliche Körper für Mikroorganismen darstellt. Überall gelingt es findigen Wesen, den Schutzschild auszutricksen oder zu knacken. Und so haben Krankheitserreger im Lauf der Zeit Strategien gefunden, die Körperabwehr zu überlisten. Und beim Wettrüsten gewinnt – trotz ärztlicher Hilfe und Pharmaindustrie – nicht immer der Mensch.

Einer der raffiniertesten Gegner ist *Mycobacterium tuberculosis* geblieben, der Keim, der Tuberkulose verursacht. In Ländern wie Deutschland ist das Leiden mehr als 130 Jahre nach Robert Kochs Entdeckung des Bakteriums eingedämmt und gut behandelbar; es gab zuletzt 6000 neue Fälle pro Jahr. Doch weltweit ist Tuberkulose die schlimmste Infektionskrankheit. Die Zahl der Todesopfer liegt nach den aktuellen Angaben der Weltgesundheitsorganisation bei 1,6 Millionen. Die Neuerkrankungen schätzt die WHO auf 10 Millionen pro Jahr.

Die Bakterien gehen raffiniert vor. Sie dringen zur Lunge vor und starten eine Harakiriaktion – sie lassen sich von den dort siedelnden Fresszellen auffressen. Doch so ganz gelingt das ihren vermeintlichen Killern nicht. Sie schaffen es nicht, die Tbc-Erreger an jene Stelle in ihrem Zellinneren zu bringen, wo sie per Säure endgültig zerstört würden. Stattdessen überleben die Keime innerhalb der Fresszelle in einem eigenen Bereich. Dort vermehren sie sich, bis sie so zahlreich geworden sind, dass sie ihre Wirtszelle zum Platzen bringen.

Die Guerillastrategie ist nur ein Beispiel von vielen. Andere Erreger bringen die interne Kommunikation der verschiedenen Immunkomponenten durcheinander. Oder sie senden Signale, die der Abwehr melden, dass ihre Arbeit schon erfolgreich getan ist.

HI-Viren, die Aids-Erreger, attackieren Immunzellen zunächst direkt. Viren selbst haben keinen Zellkern, sie müssen andere Körperzellen kapern, um sich zu vermehren. Im Fall HIV wählen sie zu diesem Zweck T-Helferzellen. Die schütten normalerweise Stoffe aus, die die Abwehr auf Trab bringen. Stattdessen müssen sie nun fremden Plänen gehorchen. Die Viren schleusen die eigenen Erbinformationen ein und zwingen sie, neue HI-Viren zu produzieren. Diese befallen dann weitere T-Helferzellen. Über eine lange Phase bleibt der Kampf unentschieden. Der Körper produziert ständig neue Helferzellen und hält den Angriff so in Schach. Doch die HI-Viren haben einen weiteren Trick auf Lager. Sie können auch ihre genetische Ausstattung verändern und bleiben damit für das Immunsystem schwer erkennbar. So bringen sie die Abwehr doppelt in Bedrängnis. Am Ende nehmen die Viren überhand. Das Immunsystem kapituliert und kollabiert.

Autoimmunleiden als Kollateralschaden der Moderne – Neurodermitis, Allergien, Asthma

Krank zu werden, weil raffinierte unsichtbare Angreifer das Immunsystem angreifen, gehört seit jeher zum menschlichen Schicksal. Krank zu werden, weil das Immunsystem „gelangweilt" und die körpereigene Abwehr unterfordert ist, ist erst seit einigen Jahrzehnten ein wichtiges Thema der Medizin.

Krankheiten nehmen zu, die früher selten waren. Allergien, allergisches Asthma, Heuschnupfen und Neurodermitis. Jedes zehnte Schulkind leidet heute an Asthma, Heuschnupfen hat schon jeder fünfte Jugendliche. Ebenso häufig ist bereits bei Kleinkindern im Säuglingsalter Neurodermitis verbreitet. Die Zahlen stammen von der Kinderärztin und Allergologin Erika von Mutius, die seit 20 Jahren zum Thema forscht. Sie weiß, mit wie viel Leid es für ihre kleinen Patienten verbunden ist, ständig Juckreiz zu haben oder nach Luft zu ringen. Auf ihrer Station hat sie es mit Babys zu tun, die schon im ersten Lebensjahr mit Wangenekzem oder Atemnot kämpfen. Sie nennt die Krankheiten aus dem Allergiespektrum „die neue Epidemie unseres Jahrhunderts".

Früher hat man geglaubt, Allergiker hätten ein schwaches Immunsystem. Inzwischen weiß man es besser. Ihr Immunsystem fühlt sich unterfordert und reagiert zu heftig. Die Abwehr richtet sich nun auch gegen Stoffe aus der Umwelt und der Nahrung, die es bei Gesunden toleriert, weil sie das menschliche Leben seit Urzeiten begleiten. Nun kann ein Frühlingsspaziergang oder der Besuch von

Hundeliebhabern dazu führen, dass das Immunsystem „überschießt", körpereigenes Gewebe angreift und Entzündungen verursacht.

Noch längst sind nicht alle Details verstanden. Doch eines kristallisiert sich heraus. Die Krankheiten sind ein Kollateralschaden des modernen Lebens, das sich zunehmend in Wohnungen und städtischer Umgebung und kaum noch in freier Natur abspielt. Bis heute gibt es in der Welt Gegenden, in denen allergische Symptome fast völlig unbekannt sind. In ländlichen Gebieten Asiens und Afrikas, in Dörfern der Mongolei.

Anders in den wohlhabenderen Ländern. In Deutschland sind nach der neuesten Befragung des Robert-Koch-Instituts 28,1 Prozent der Erwachsenen von Allergien betroffen, 31,6 Prozent der Frauen und 24,5 Prozent der Männer. Damit liegt Deutschland im internationalen Mittelfeld. Spitzenreiter sind Großbritannien, Neuseeland, Australien. Aber die ärmeren Länder ziehen nach.

Erkenntnisse zur Hygiene-Hypothese und zum Bauernhof-Effekt

Ist die Zunahme von allergischen Krankheiten von übertriebenem Putzen verursacht? Eine Langzeitstudie im Großraum München hat 300 Familien mit ganz unterschiedlichen Lebens- und Putzgewohnheiten in Deutschland zehn Jahre lang begleitet, um diese sogenannte Hygiene-Hypothese zu prüfen: Die Teilnehmer kamen aus Einzelhäusern mit Gärten und Mietwohnungen ohne Balkon, es waren Alleinerziehendenhaushalte und Paare mit vielen Kindern und Haustieren, Putzmuffel waren genauso dabei wie Putzbegeisterte.

Die Bestandsaufnahme war extrem detailliert. Die Beteiligten gaben Auskunft zu den Gewohnheiten beim Waschen, Fensterputzen, Kloputzen und Saugen von Fußböden und Matratzen. Die Häufigkeit des Händewaschens, Duschens und Zehennägelschneidens wurde genauso erhoben wie der Wechsel der Unterwäsche und der Zahnbürsten. Es gab Fragen zum Lüften, zu Zimmerpflanzen und Kompostmülleimern. Wie viele Personen im Haushalt rauchen? Wie viel Besuch kommt pro Woche? Dürfen die Haustiere, wenn vorhanden, mit ins Bett?

Die Wissenschaftler nahmen Blutproben und Staubproben vom Boden und den Matratzen. All das wurde in Beziehung gesetzt zum Gesundheitszustand der Kinder und sogenannten mikrobiellen Markern, die bei Allergien und Asthma eine Rolle spielen.

2015 stand das Ergebnis der Studie fest: Es ist *nicht* die Menge des Staubs und Drecks im Haushalt, die vor Asthma, Allergien & Co. schützt. Zwar fanden sich in den sauberen Haushalten weniger Bakterien im Staub. Doch der erwartete Zusammenhang mit der Allergiehäufigkeit war nicht zu erhärten. Originalton der Forscher: Es gab „keine Assoziation zwischen individueller oder Haushaltshygiene und dem Risiko für Asthma oder Allergien. Das legt die Vermutung nahe, dass an der Allergieprävention andere als durch Putzen oder Reinigen zu beseitigende Bakterien beteiligt sind." Oder, wie Erika von Mutius es prägnant formuliert: „Kuhstalldreck ist kein Großstadtdreck." Die Bakterien, die auf einem Bauernhof vor Allergien schützen, haben mit dem Hausputz wenig zu tun. Sie sind im städtischen Umfeld gar nicht mehr in genügender Anzahl vorhanden.

Dann muss man sie dort suchen, wo es sie noch gibt.

Ein neuer Ansatz. Statt der Hygiene-Hypothese gilt inzwischen der „Bauernhof-Effekt" als Spur zum Verständnis des Schutzes vor Allergien. Danach gibt nicht die Menge der Bakterien, mit denen man schon als Kind konfrontiert ist, den Ausschlag, sondern ihre Zusammensetzung und Bandbreite. Denn eines haben verschiedene Studien zum Thema ergeben: Kinder, die in traditionellen Bauernhöfen mit Kuhstall aufwachsen und Rohmilch zu trinken bekommen, scheinen vor Asthma und Allergien gefeit.

Rohmilch hat andere Qualitäten als diejenige, die man heute meistens trinkt. Milch aus dem Supermarkt ist homogenisiert, dabei werden die Fettkügelchen unter hohem Druck zerkleinert, damit sich keine Rahminseln bilden. Außerdem ist sie bei mindestens 72° C pasteurisiert oder sogar auf 130° C ultrahocherhitzt. Dadurch tötet man zwar gefährliche Keime wie EHEC mit Sicherheit ab. Doch anscheinend gehen mit hoher Temperatur auch die Inhaltsstoffe verloren, die den Schutzfaktor bilden. In Höfen, in denen die Bauern ihre Kuhmilch abkochen, verliert sich der Anti-Allergie-Effekt.

Noch ist es ein Geheimnis, welche Stoffe in der Milch Asthma und Allergien vermeiden helfen. Fettbestandteile? Proteine? Rohmilch hat mehr Omega-3-Fettsäuren als die aus dem Laden – je höher der Verarbeitungsgrad, desto weniger bleiben von ihnen in der Milch übrig. Und Omega-3-Fette gelten als gesund und scheinen im Körper in entzüdungshemmende Stoffe umgewandelt zu werden.

Die Forschungsgruppe um Erika von Mutius sucht nun nach Wegen, den positiven Effekt in der Milch beizubehalten und trotzdem vor Problemen à la EHEC sicher zu sein. In Kooperation mit einer holländischen Molkerei wird eine Milch getestet, die frei von krankmachenden Keimen ist, aber dennoch der Rohmilch ähnelt, die direkt aus dem Kuheuter kommt. Zwei Gruppen von Babys, die gerade abgestillt sind, werden die Probanden sein. Die einen bekommen die minimal behandelte Milch, die anderen ultrahocherhitzte à la Supermarkt. Seit Anfang 2018 ist die Studie in der Planung. Laufzeit: fünf bis sieben Jahre. Wer die These der Forscher plausibel findet, kann schon vorbeugen. Biomolkereien wie bei Demeter bieten schon heute Milch an, die nur pasteurisiert und nicht homogenisiert ist.

„Dreck" als Medizin – Hoffnungsschimmer aus dem Mäuselabor

Die Hygiene-Hypothese ist mit der Putzstudie relativiert, dennoch hat sie nicht ausgedient. Denn „Dreck" aus dem Kuhstall schützt nach den neuen Erkenntnissen ja tatsächlich davor, dass das Immunsystem verrücktspielt. Kann man eventuell einzelne Inhaltsstoffe isolieren, die seine Heilkraft entfalten?

Bei Mäusen gibt es erste vielversprechende Versuche. Es sind Labormäuse, die eine Ahnung davon geben, wie schädlich es sein, völlig keimfrei in einer Sauberkeitshölle aufzuwachsen. Schon vor mehr als 50 Jahren ist es gelungen, Mäuse zu züchten, die keinerlei Dreck kennen. Man nennt sie „gnotobiotisch". Normale Mäuse sind wie Menschen Wirte von unendlich vielen Mikroorganismen; sie leben auf der Haut, im Rachenraum, im Darm. Die Forschungsmäuse werden per Kaiserschnitt entbunden oder stammen von einer Mutter ab, die selbst aus einer keim-

freien Zucht stammt. Sie wachsen von der Umwelt abge-
schottet in sterilen Isolatoren auf und kommen nur mit
Nahrung und Gerätschaften in Berührung, die ebenfalls
sterilisiert sind. Mindestens einmal pro Woche reinigen
Techniker die Käfige, um sicherzugehen, dass keine Bakterien ins sterile Biotop kommen.

Die Forschungsgruppe um Prof. Dr. Harald Renz an
der Universitätsklinik Gießen und Marburg untersucht
allergisches Asthma. Dafür benebeln Wissenschaftler die
Plastikcontainer der Mäuse mit Luft, die mit harmlosen
Umweltkeimen durchsetzt ist. Zu viel für die Lungen der
sterilen Tiere. Sie entwickeln nach einigen Wochen heftige Asthmasymptome. Die Forscher erleben bei ihnen
dieselben Prozesse wie bei Patienten in der Lungenklinik:
Entzündungen der Lungenbläschen, Schleimproduktion
und die Verdickung der Atemwegsmuskulatur, die Atemnot und Anfall verursachen.

Doch es gibt Hoffnungsschimmer. Die Wissenschaftler
haben ein „Medikament" im Kühlschrank: Bauernhofbak-
terien. Sie sind die interessantesten Kandidaten aus einer
Reihe von Stallkeimen, die durch Staubsammlungen in
verschiedenen europäischen Ländern zusammengetragen
worden sind. Zwei von 150 Bestandteilen im Stallstaub
haben sich als besonders geeignet herauskristallisiert: der
Milchsäurekeim *Lactobacillus lactis* und *Acinetobacter lwoffii*. Zerfallsprodukte der Bakterien können beim Menschen
Entzündungsreaktionen auslösen. Doch anscheinend trainiert der rechtzeitige Kontakt mit ihnen das Gegenteil.
Der Gehalt dieser sogenannten Endotoxine ist auf Bauernhöfen mehr als doppelt so hoch wie in normalen Haushalten. Und: Je höher die Konzentration der Endotoxine
in der Luft, desto geringer ist das Allergierisiko!

Um herauszubekommen, ob und wie man diesen Schutz vor Asthma künstlich erzeugen kann, streichen die Marburger Forscher den allergischen Mäusen Stallkeimlösungen in die Nase. Und verblüffenderweise gelingt es so, Asthmaanfälle zu verhindern. Mehr noch: Werden Mäuse während der Schwangerschaft mit den Keimen „geimpft", vererben sie den Schutz sogar.

Die Prise Dreck als Medikament wäre ein Segen für so viele. Asthma bronchiale zählt zu den häufigsten chronischen Erkrankungen weltweit. Etwa 235 Millionen Menschen sind nach Schätzungen der Weltgesundheitsorganisation WHO betroffen. In Deutschland gaben in der neuesten Untersuchung 7,1 Prozent der Frauen und 5,4 Prozent der Männer an, in den vergangenen 12 Monaten unter Asthma gelitten zu haben.

Hygiene konkret. Wie lässt sich das Immunsystem besser verstehen und stärken?

Bei der Recherche zur Immunologie stellt sich ein unbefriedigendes Gefühl ein. Mehr darüber zu wissen, wann und warum das Immunsystem gut funktioniert, wäre so wichtig. Die Heils-Armee im eigenen Körper hat in der Medizin zu wenig Platz. Ein „Gesundheitssystem", das nur die Kranken im Blick hat, ist einäugig. Das gilt auch für eine Forschung, die sich für den verblüffenden Normalfall der Gesundheit nicht interessiert. Wie soll man ihn erforschen? Diejenigen, denen nichts fehlt, bleiben in medizinischen Studien unsichtbar. Sie fallen nicht auf, sie gehen ja nie zum Arzt.

Und so bleibt es bei den allgemeinen Prinzipien, die schon der berühmte Arzt Galen (Galenos von Pergamon) im 2. Jahrhundert nach Christus benannt hat und die seitdem weitergegeben (und in den Wind geschlagen) werden. In seinem 14-bändigen Hauptwerk „Methodus medendi" (Methode des Heilens) beschreibt der Mediziner der Antike Säulen eines gesunden Lebens:

* die Luft,
* die Qualität der Nahrung,
* maßvolle Bewegung,
* rechte Zeit und Dauer der Schlaf- und Wachzeiten,
* die Beobachtung der Körperausscheidungen.

Einfache Wahrheiten – dummerweise werden sie in der Hektik des 21. Jahrhunderts ziemlich vernachlässigt. Im Alltag, aber auch in der Medizin. Mit dem Begriff „Gesundheitsforschung" schmückt sich das deutsche Forschungsministerium zwar auf seinen Internetseiten regelmäßig. Doch die Programme sind fast immer Projekten gewidmet, in denen die Gesundheit schon verloren gegangen ist – sei es die „krankheitsorientierte Forschung im Labor" oder die klinische Forschung zur „Wirksamkeit von Therapien unter Alltagsbedingungen".

Wie erhellend es sein kann, Galens Säulen der Gesundheit mit den Methoden von heute zu untersuchen, zeigen zwei Studien zum Schlaf. Sie untersuchen, wie sich viel und wenig Nachtruhe auf das Immunsystem auswirken.

Prof. Dr. Jan Born ist Schlafforscher. Er interessiert sich dafür, was das Immunsystem während der Schlafperioden treibt. Sein Team hat das am Beispiel einer Impfung untersucht. Zwei Gruppen bekamen eine Hepatitis-A-Impfung. In der Nacht danach durfte die erste Gruppe in Tiefschlaf fallen, die andere wurde im Schlaflabor künstlich wachgehalten. Das Experiment offenbarte eine erstaunliche Langzeitwirkung. Nach vier Wochen war der Anteil der Antikörper gegen den Impfstoff bei den „Schläfern" doppelt so hoch wie bei der zweiten Gruppe. Und er blieb es auch noch ein Jahr nach der Impfung.

Die Erklärung ist, dass der schlafende Körper Hormone freisetzt, die Immunzellen und das Lymphsystem stimulieren. Das Immunsystem kann also im Schlaf lernen, was es lernen soll. Und es hat ein eigenes Gedächtnis, das den Lehrstoff behält. Wird die Hormonausschüttung jedoch in der Zeit verhindert, in der man sie braucht, wirkt sich das langfristig aus.

Eine drastischere Studie, die das unterstreicht, stammt aus den USA. Ob Ethikkommissionen sie überall genehmigt hätten, ist fraglich. Denn in diesem Fall war die Gesundheitsbeeinträchtigung absehbar und ernster. Rekrutiert wurden 164 Männer aus der Gegend von Pittsburgh. Die Teilnehmer erklärten sich nicht nur bereit, ihre Schlafzeit nach dem Wunsch der Forscher auszurichten. Sie willigten außerdem ein, sich Tropfen mit Erkältungsviren in die Nase spritzen zu lassen. Eine Woche lang wurden sie jeweils in ein Hotel einquartiert.

Von denen, die nach der Virenbehandlung mehr als sieben Stunden schlafen durften, entwickelten 17 Prozent Erkältungssymptome. Bei fünf bis sechs Stunden Schlaf waren es schon 30 Prozent. Bei denjenigen, die weniger als fünf Stunden schliefen, bekamen 45 Prozent eine Erkältung. Andere Einflüsse wie Alter, Stresslevel oder Rauchen spielten keine Rolle.

Was tun, um zu denen zu gehören, die gesund bleiben? Ilja Metschnikow, der Entdecker der Fresszellen, hätte Joghurt empfohlen. Er war sicher, dass es einen Zusammenhang zwischen dem langen Leben bulgarischer Bauern und ihrer sauren Milch gab. Die Bulgaren haben das Rezept, Milch zu fermentieren und dadurch haltbar zu machen, von ihren Vorfahren, den Thrakern, übernommen. Die waren bereits zu vorchristlicher Zeit Schafszüchter und hatten Joghurt („jog" = schnittfest, dick; „urt" = Milch) in der Balkanregion schon damals zubereitet.

1905 isolierten Forscher aus dem Institut Pasteur in Paris das verantwortliche Milchsäurebakterium. Es wurde das *Bacillus bulgaricus* getauft. Metschnikow war begeistert. Ab 1907 gab es Molkereien, die Joghurt damit produzierten. Ein erstes Beispiel für ein probiotisches Lebensmittel. Doch in diesem Fall irrte der Nobelpreisträger. Die These, dass das Bakterium wirkt, weil es die Darmflora verbessert, erwies sich als falsch. Der Keim wird von der Magensäure zerstört und schafft es gar nicht bis in den Darm.

Welche Erkenntnisse die Forschung zu probiotischen und anderen Bakterien heute bietet, wird das übernächste Kapitel beleuchten. Vorher geht es darum, wie ein falscher Umgang mit Hygiene das menschliche Immunsystem durcheinanderbringt. Die Hauptrolle spielen Antibiotika und Keime, die gegen sie resistent sind. Die Folge sind Infektionen, die man dort erwirbt, wo es ganz besonders sauber ist: im Krankenhaus.

8

HYGIENEALARM DER GEFÄHRLICHEN SORTE. VON ANTIBIOTIKA-RESISTENZ UND KRANKENHAUSKEIMEN

SOS, Bioschmutz! Durch zu sorglosen Umgang mit Antibiotika bei der Massentierhaltung und in der Humanmedizin sind Bakterienstämme entstanden, gegen die Antibiotika machtlos sind. Die Folgen sind dramatisch. In sterilen Krankenhausumgebungen nimmt das Risiko zu, dass sich besonders gefährliche resistente Keime entwickeln und ausbreiten, die Routinebehandlungen zum Albtraum machen können.

„Schmutz ist Materie am falschen Ort", hat Stefan gesagt, der Mann vom Hamburger Straßenreinigungsteam. Das gilt für Müll auf der Straße und für Mikroplastik im Meer. Das Bild passt auch für pathogene, also krank machende Bakterien im Organismus. Sie dringen an Stellen des Körpers vor, wo sie nichts zu suchen haben. Sie bedrohen die Gesundheit ganz direkt.

Antibiotika sind normalerweise geeignet, den Leib von Krankheitskeimen zu befreien. Man könnte Penicillin und seine Nachfolger als eine Art Desinfektionsmittel für das Körperinnere bezeichnen. Genau solche Wunderwaffen haben die Pioniere der Mikrobiologie wie Robert Koch zu ihrer Zeit ersehnt: Ein paar Pillen – und schon sind durch Bakterien verursachte Krankheiten Vergangenheit. Fieber, ade. Lungenentzündung verschwunden. Harnwegsinfektion weggezaubert ...

Antibiotika wie das von Alexander Fleming entdeckte Schimmelpilzgift Penicillin sind so mächtig, weil sie Bakterienzellen im Körper zerstören, ohne die Körperzellen selbst anzugreifen. Sie schaffen so neue Verhältnisse im Organismus, attackieren die eingedrungenen Krankheitserreger und hemmen ihre Vermehrung. Doch die Art der Säuberung hat Tücken und Lücken. Sie trifft auch „gute" Bakterien und bringt damit die körpereigene Immunabwehr und die im gesunden Körper bestehende Bakterienvielfalt durcheinander. Wenn sich in diesem Stadium neue Bakterien breitmachen, die sich der Antibiotikawirkung entziehen, kann aus dem Triumph Horror werden. Und das geschieht seit einiger Zeit in großem Maßstab.

Eine Mordverdächtige namens Klebsiella, Hauptdarstellerin in einem tragischen Krimi

Die Geschichte könnte als *Tatort*-Drehbuch dienen. Im Frühjahr 2017 fällt ein 68-jähriger Mann im Norden Frankfurts in einen Bach. Er ertrinkt beinah, wird aber gerettet und kommt in eine Klinik in Offenbach. Als sich sein Zustand verschlechtert, wird er in die Uniklinik Frankfurt verlegt. Es dauert eine Weile, bis das Labor den Keim in seiner Lunge identifiziert hat und Alarm schlägt. Es ist die Mutation eines Bakteriums namens *Klebsiella pneumoniae*, die es in sich hat.

Die gefundene Variante 4-MRGN ist gegen die vier gängigen Antibiotikaklassen und ein letztes Reserveantibiotikum resistent; als Reserve gelten diejenigen Medikamente, die für Fälle aufgespart werden, bei denen nichts anderes mehr hilft. Der Patient stirbt an seiner Lungenentzündung, vier andere Patienten haben sich in der Zwischenzeit angesteckt. Auch zwei von ihnen sterben, nach Aussage der Klinik aber „mit höchster Wahrscheinlichkeit" nicht wegen des Keims. Ein Teil der Intensivstation bleibt geschlossen. Selbst nach der ersten Desinfektion der Räume ist die Klebsiella-Variante noch nachweisbar. Erst nach einer zweiten gründlichen Desinfektion bleibt sie verschwunden.

Wo kam der mörderische Keim her? Er führt die Fahnder in die Irre. Sie suchen zunächst im falschen Bach. Als man dann den richtigen und andere Gewässer in der Umgebung beprobt, finden sich überraschend viele multiresistente Keime, auch Klebsiella-Varianten, allerdings nicht genau dieselben, die den 68-Jährigen umgebracht hatten.

Die Erreger tauchen hinter dem Abfluss von Kläranlagen auf, aber auch in Gewässern, die nicht in Berührung mit Kläranlagen kommen. Das Gesundheitsamt verweist auf seine schon länger gültige Empfehlung, in Frankfurter Oberflächengewässern nicht zu baden. Badeseen im Sommer meiden – kann das die Lösung sein? Irgendetwas ist aus dem Lot geraten im Wasser- und Abwasserkreislauf.

Wie groß ist die Gefahr? Keiner weiß es wirklich. Seit 2016 läuft die Studie *HyReKa*, im Langfassungskauderwelsch „Biologisch bzw. hygienisch-medizinische Relevanz und Kontrolle Antibiotikaresistenter Krankheitserreger in klinischen, landwirtschaftlichen und kommunalen Abwässern und deren Bedeutung in Rohwässern". Die Laufzeit bis zur endgültigen Auswertung beträgt drei Jahre. Doch die Indizien sprechen schon heute für eine weiträumige Verbreitung der Bedrohung. In Niedersachsen haben Gutachter an zwölf Stellen Wasserproben genommen – und in allen untersuchten Gewässern resistente Keime gefunden, die Ärzte alarmieren.

Die Kriminalgeschichte rund um Bakterien, gegen die Medikamente zunehmend wehrlos sind, ist ein Skandal mit Ankündigung. Tatverdächtige und Komplizen sind Beteiligte in Krankenhäusern und Arztpraxen, in der Gesundheitspolitik, in der Landwirtschaftslobby. Potenzielle Opfer: wir alle. Man muss nicht unbedingt in einen Bach fallen, um dazuzugehören. Der bisher spektakulärste Klebsiella-Ausbruch traf in den Jahren 2010 bis 2012 das Universitätsklinikum Leipzig. Insgesamt 63 Patienten infizierten sich, 30 von ihnen starben durch oder nach dem Keimbefall. Recherchen ergaben, dass die Ansteckung von einem Deutschen ausgegangen war, der sich den Keim bei einem Krankenhausaufenthalt auf Rhodos zugezogen hatte.

Globalisierung und Ferntourismus erleichtern die Ausbreitung resistenter Keime. Im Mai 2017 deckten deutsche Journalisten einen Skandal in Indien auf. Rund um Pharmafirmen in Hyderabad fanden sich im Abwasser extreme Konzentrationen von Antibiotikawirkstoffen. Die lassen multinationale Pharmakonzerne in Schwellenländern herstellen, weil es dort billiger ist. Niedrig sind die Kosten anscheinend auch deshalb, weil Rückstände nicht ordnungsgemäß beseitigt werden. Qualitäts- und Hygienestandards gelten nur für die Produktionsstätten selbst, nicht für die Umwelt. Ein Risiko, aus solchen Ländern resistente Keime mit nach Hause zu bringen, besteht besonders, wenn man dort mit Antibiotika behandelt wird, zum Beispiel bei Reisedurchfall.

Wie aus harmlosen Darm- und Nasenkeimen Guerillakämpfer werden, die uns umbringen können

„Nach Keiminfektion – Neugeborenes stirbt auf Frühchenstation", „Resistente Keime – Intensivstation gesperrt", „Ekelhaft und gefährlich – resistente Keime im Geflügel" – die Schlagzeilen gelten Bakterien, die alle Hygiene- und Heilungsversprechen zunichtemachen. Wenn man die Antibiotika als Wunderwaffen bezeichnet, dann sind die multiresistenten Keime die Guerilleros, die alle Attacken unterlaufen. Zugleich entwickeln sie spontan und rasant eigene Waffen.

Inzwischen haben Mediziner vor antibiotikaresistenten Keimen so viel Respekt wie ihre Vorgänger vor den

Erregern von Pest und Cholera. Die wüteten radikal, waren aber nicht mehr überlebensfähig, wenn ihr Wirt tot und das Umfeld desinfiziert war. Die resistenten Stämme von *Enterococcus faecalis* oder *Staphylococcus aureus* sind Geschwister von harmlosen Allerweltsbakterien, die sich plötzlich und ohne Vorwarnung als lebensgefährlich erweisen.

Das bekannteste Beispiel ist MRSA: Es bezeichnet multiresistente Varianten von *Staphylococcus aureus.* Die nichtresistente Staphylokokken-Variante ist ein weitverbreitetes Bakterium in der menschlichen Flora. Es ist ein friedlicher Gesell, bevor es zum Guerillero wird. Das Bakterium siedelt bei jedem dritten Gesunden ohne Probleme in Mund- und Nasenschleimhaut. Auch die resistenten MRSA-Varianten sind inzwischen bei Gesunden keine Seltenheit mehr. Sie sind da, ohne problematisch zu sein. Die Fettsäuren auf der Haut und die Immunabwehr halten sie auf Distanz, damit sie nicht in tiefere Körperregionen dringen. Gelangen sie dennoch dorthin, wird es heikel.

Die Gelegenheit bietet sich meist zum ungünstigsten Zeitpunkt. Die Gefahr steigt dort, wo sich jene Patienten versammeln, die schon geschwächt sind. Zum Beispiel in der weitgehend sterilen Umgebung von Operationssälen und Intensivstationen. Es ist einigermaßen paradox: Die sterile Umgebung, die für extreme Keimfreiheit sorgen soll, schafft gleichzeitig ideale Bedingungen für besonders tückische Guerillero-Keime. Und der Körper, der normalerweise ziemlich wehrhaft ist, hat wenig Chancen gegen sie.

In Kliniken trifft sich der Personenkreis, der Keimattacken sehr viel weniger entgegenzusetzen hat als Gesunde. Es sind frisch Operierte. Dialysepatienten. Kranke, die beatmet werden oder deren Immunabwehr nach einer Transplantation absichtlich lahmgelegt wird, damit ihr Körper das fremde Organ nicht abstößt.

Es gibt zwei Hauptursachen, die *Staphylococcus-aureus*-Keime auf Abwege geraten lassen. Sie können entweder durch ein Beatmungsgerät aus der eigenen Nase in die Lunge einwandern. Oder sie geraten in offene Wunden, weil Ärzte, Pfleger oder Besucher die strengen Hygieneregeln für einen Moment außer Acht gelassen haben – die Übertragung erfolgt am häufigsten über die Hände. Das bedeutet zunächst einmal nur eine Komplikation: eine Wundinfektion, eine Lungenentzündung oder eine Blutvergiftung. Schlimm, aber nicht lebensgefährlich – solange es wirksame Antibiotika gibt.

Bis zu diesem Zeitpunkt sind die Keime, die an den falschen Ort gelangt sind, Unruhestifter, aber noch keine Guerillakrieger. Dazu werden sie erst, wenn sie schon Resistenzen entwickelt haben oder diese Eigenschaft im Körper annehmen. Dafür ist das keimarme Umfeld gut geeignet. Bakterien vermehren sich durch Zellteilung, und das schnell. Dabei kommt es immer wieder zu minimalen Erbgutveränderungen. Das sind zufällige Fehler bei der DNA-Verdopplung, die normalerweise keine Aufmerksamkeit erregen. Doch wenn der Körper mit Antibiotika behandelt wird, wächst die Gefahr. Dann können durch Zufallsmutation Bakterien entstehen, die die Angriffe des jeweiligen Antibiotikums überleben. Oder schon im Körper vorhandene und bisher harmlose MRSA-Bakterien können „pathogen" werden und Entzündungen verursachen. In diesen Fällen gerät die Situation außer Kontrolle.

Zwar wird das Antibiotikum immer noch die meisten „bösen" Bakterien ausschalten. Aber gegen einen resistent gewordenen Bakterienstamm bleibt es hilflos. Dem kann der eingesetzte Wirkstoff nichts mehr anhaben. Er ist als Waffe gegen die Erkrankung untauglich geworden; stattdessen wird ihr Verlauf beschleunigt. Denn die Mutantenbakterien haben nun freie Bahn, zur Guerillaarmee zu werden. In einer gesunden Körperflora hätten sie reichlich Gegenspieler. Die würden ihre Ausbreitung verhindern, weil sie selbst alle wichtigen Nischen im Körper besetzen und die Neulinge damit in Schach halten. Doch nun fehlen die „guten" Bakterien, weil das Antibiotikum auch sie dahingerafft hat.

In diesem Fall ist Unheil absehbar. Die Guerillero-Bakterien vermehren sich massenhaft und können das Feld kampflos übernehmen. In der Klinik bricht Hektik aus. Proben werden ins Labor geschickt, um herauszufinden, um welche Resistenzen es sich handelt. Alternative Antibiotika werden verabreicht. Quarantänemaßnahmen werden eingeleitet, damit die Patienten im Nachbarbett geschützt sind. Manchmal zu spät.

Neben MRSA gibt es weitere Keime, die sich dem klinischen Waffenarsenal entziehen: resistente Varianten des schon erwähnten Darmbakteriums *Enterococcus faecalis*, des Tuberkuloseerregers *Mycobacterium tuberculosis* und des Stäbchenbakteriums *Pseudomonas aeruginosa*, das in Gewässern verbreitet ist.

Im Nachhinein lassen sich die Ausbreitungswege nachvollziehen. Ärzte in den Kliniken und Forscher in den Labors verfolgen fasziniert und entsetzt, wie und wie schnell sich Resistenzen ausweiten. Denn Bakterien können erfolgreiche Eigenschaften auch über Artgrenzen hinweg weitergeben. Sie verteilen ihre neuen Waffen, um im Bild zu bleiben, freigebig an entfernte Bekannte, die ebenfalls ins Guerilla-Geschäft einsteigen. Wie das Beispiel aus Frankfurt zeigt, muss man gut putzen, um die Kämpfer auszuschalten. Etliche resistente Keime gewöhnen sich schnell an die Klinikumgebung. Enterokokken überleben zum Beispiel auf Fieberthermometern oder Stethoskopen, bereit für die Besiedlung des nächsten Patienten. Lebendiger Schmutz ist tückisch; er kann ein breites biologisches Waffenarsenal aufbieten. Resistente Bakterienstämme torpedieren die Wirkung von Antibiotika auf vielfältige Weise. Sie setzen Enzyme frei, die den Medikamentenwirkstoff chemisch verändern und untauglich machen. Sie mutieren so, dass Antibiotika nicht an ihrer Zelloberfläche andocken können. Sie finden Mechanismen, um die Heilsubstanz aus der Zelle zu bugsieren, noch ehe sie ihr Ziel finden kann. Oder sie verschanzen sich in Biofilmen, mehrschichtigen, von Schleim umhüllten Zelllagen, die vor den Waffen der körpereigenen Abwehr schützen und die Wirksamkeit von Medikamenten beeinträchtigen. Gefürchtet sind die sogenannten ESBL-bildenden Erreger. Ihr bakteriell erzeugtes Gift ESBL (Extended Spectrum-Beta-Lactamases) macht gleich mehrere Antibiotikawirkstoffe unwirksam.

Noch können im Ernstfall meistens Reserveantibiotika helfen, aber die Zahl von „multiresistenten" Bakterien nimmt zu. Und diejenigen, die etwas dagegen hätten tun können und müssen, haben der Entwicklung sehr lange zugeschaut.

Der erste Sündenfall – Antibiotika als Kraftfutter für die Tiermast

Neun verschiedene Antibiotikawirkstoffe hat die Pharmaindustrie inzwischen gegen unterschiedliche Bakterienarten entwickelt. Doch Penicillin und seine Nachfolger haben die oben geschilderten Nebenwirkungen: Je höher der Antibiotikaeinsatz, desto stärker breiten sich resistente Keime aus, auch bei Menschen und Tieren, die selbst gar nicht behandelt worden sind. Die Betroffenen sind nicht infiziert, sondern „besiedelt". Ohne krank zu sein, tragen sie Keime wie MRSA in sich, von denen sie nichts wissen und nichts merken. Das kann zur Zeitbombe werden, wenn sie später selbst Antibiotika brauchen. Der große Ehrgeiz müsste also darin bestehen, jede Antibiotikamedikation aufs Allernötigste zu beschränken.

Doch eine Nebenwirkung hatte den Herstellern schon vor Jahrzehnten ein zweites lukratives Geschäftsfeld eröffnet: Antibiotika machen dick, denn sie wirken nicht auf alle Bakterienarten gleichermaßen. An dem Ort im Körper, der besonders viele Bakterien beherbergt, ändern sie deren Zusammensetzung: in der Darmflora. Dort gewinnen jene Bakterienstämme die Überhand, die besonders viel Energie aus der Nahrung herausholen. Das bedeutet Gewichtszunahme, ohne mehr zu essen.

Bei Menschen ist diese Nebenwirkung unerwünscht. Hochinteressant war und ist sie für die Fleischproduzenten in der Agrarwirtschaft. Schon kurz nach dem Zweiten Weltkrieg machen Bauern die Erfahrung, dass niedrig dosierte Antibiotika eine Gewichtszunahme der Tiere zur Folge haben. Im Zeitalter der Massentierhaltung wird es Sitte, die Wirkstoffe beim Mastvieh nicht nur einzusetzen, um Krankheiten zu verhindern. In geringerer nichttherapeutischer Dosis streut man sie als „Leistungsverstärker" ins Futter. So legen die Tiere schneller an Gewicht zu, und das zahlt sich aus. Und es verschärft die Resistenzentwicklung.

Bei Geflügel und Schweinen in den Ställen der Massentierhaltung, aber auch bei ihren Haltern finden sich im Lauf der Jahre mehr und mehr resistente Keime. Die Gesetzgeber reagieren spät, aber sie reagieren. Seit 2006 sind Antibiotika zur Mastbeschleunigung in der Viehzucht EU-weit verboten. Zumindest auf dem Papier. Die Folgen ließen zunächst auf sich warten. Auch nach dem Verbot sank der Antibiotikagebrauch in Agrarbetrieben nicht, sondern stieg erst einmal weiter kräftig an.

Wie einfach das Verbot zu umgehen war, kann Hermann Focke erklären. Der Tierarzt hat lange in einer Hochburg der Massentierhaltung gewirkt, als Leiter des Veterinäramts Cloppenburg, dem Bezirk mit der höchsten Tierdichte Europas. Als die Zulassung der „antibiotischen Leistungsförderer" erlosch, verlangten die Landwirte die stärkeren Arzneien für die Anwendung bei kranken Tieren. Für die Mast der gesunden streckten sie dann einfach die vorgesehene Dosierung.

Die Tierärzte spielten mit – zu ihrem eigenen Vorteil. Anders als Ärzte in der Humanmedizin verschreiben sie Medikamente nicht nur. Sie sind auch diejenigen, die sie verkaufen und damit an ihrem Einsatz kräftig verdienen. Das sogenannte Dispensierrecht macht es möglich. Die zugehörige Arzneimittelpreisverordnung erlaubt einen satten Aufschlag auf den Einkaufspreis. Außerdem erhalten die Tierärzte Mengenrabatte, was zu Großeinkäufen verleitet.

Billige Schweineschnitzel und preisgünstige Putenbrust mit Gesundheitsrisiken für die Menschen zu erkaufen, ist unendlich fahrlässig. Es klingt zumindest tröstlich, dass das zuständige Ministerium meldet, die Menge der Antibiotika im Viehstall sei inzwischen gesunken. Allerdings wird auch diese Reduzierung durch eine andere Entwicklung konterkariert. Es gibt eine Gruppe von Antibiotika, von denen man für dasselbe Mastergebnis sehr viel geringere Mengen braucht: die Fluorchinolone. Sie gehören zugleich zu denjenigen Antibiotika, die von der WHO als „critically important" eingestuft sind. Sie sollten eigentlich im Stall nicht verwendet werden, damit sie ihre Wirksamkeit in der Humanmedizin nicht verlieren. Ausgerechnet die Menge dieser Medikamentengruppe ist zwischen 2011 und der letzten verfügbaren Statistik 2016 in der Landwirtschaft um 13 Prozent gestiegen.

Der Lernprozess ist quälend langsam. Seit dem 1. März 2018 gilt in Deutschland ein Gesetz, das festlegt, dass Reserveantibiotika in der Tiermedizin nur verwendet werden dürfen, „wenn sie für die jeweilige Tierart zugelassen" sind. Eine Selbstverständlichkeit wird als großer Wurf verkauft.

Wie man es besser macht, zeigt Dänemark. Dort brauchen Tierärzte, die Fluorchinolone verschreiben wollen, eine Genehmigung vom Veterinäramt. Und sie müssen nachweisen, dass andere Mittel nicht helfen. Die Menge dieses Wirkstoffs ist im Anschluss auf die Hälfte gesunken. Kontrolliert wird auch, wie die einzelnen Höfe die Antibiotika anwenden. Schweinehalter, die mehr als das Doppelte der Durchschnittsmengen von einzelnen Wirkstoffgruppen verbrauchen, bekommen eine „gelbe Karte". Sie haben fünf Monate Zeit, sich zu verbessern. Tun sie es nicht, folgen Sanktionen: Pflichtberatungen und unangekündigte Inspektionen des Veterinäramts. All das geht auf Kosten der Viehhalter, bis sie unter der vorgegebenen Schwelle sind. Wenn das Ziel nicht erreicht wird, folgt die „rote Karte" – dann können die Betriebe gezwungen werden, die Tierbestände zu verkleinern. Inzwischen hat ein neues dänisches Modell Zulauf: „Antibiotikafreies Schweinefleisch".

In Deutschland ist die Landwirtschaftslobby mächtig. Die Institutionen, die den Sündenfall der resistenten Keime beenden müssten, schlagen so leise Alarm, dass man ihn überhört. Im offiziellen Bericht des Bundesamts für Verbraucherschutz und Lebensmittelsicherheit über Antibiotikaresistenzen heißt es: „Besonderer Aufmerksamkeit" bedürfe „die Dynamik" beim Auftreten von MRSA in der Landwirtschaft. Der Begriff Skandal wäre passender für die Fakten, die das Robert-Koch-Institut gesammelt hat. Bei fast der Hälfte der untersuchten großen Schweinemastanlagen wurden MRSA-Bakterien gefunden. 86 Prozent der Landwirte und Tierärzte, die auf diesen keimverseuchten Höfen arbeiten, tragen die resistenten Keime im Körper. Und bei Verbrauchern landen sie in der Küche: „Erwartungsgemäß … können auch Rohfleisch-Produkte mit MRSA kontaminiert sein."

Die zuständigen Stellen wissen also Bescheid und beschwichtigen, statt sich zu empören. Deshalb dringt die Stimme der Weltgesundheitsorganisation nur sehr langsam durch. Die warnt: „Ohne drängendes Handeln steuern wir auf ein post-antibiotisches Zeitalter zu, in dem gewöhnliche Infektionen und kleinere Wunden wieder töten können."

Der zweite Sündenfall: Vorsicht Überdosis – warum Ärzte zu viele Antibiotika verschreiben

Resistente Bakterien breiten sich weiter aus. Denn Antibiotika werden auch in der Humanmedizin zu oft und zu lax eingesetzt. Gegen Virusinfektionen, die Ursache der meisten Erkältungskrankheiten, helfen sie nicht. Verlangen Patienten sie trotzdem, geben Ärzte häufig nach. Denn es dauert eine Weile abzuklären, ob ein Virus oder ein Bakterium den Husten verursacht, und es kostet Zeit: Abstrich, Labor, noch ein Besuch in der Praxis. Etwa ein Drittel der Verschreibungen in der ambulanten und stationären Versorgung gelten Studien zufolge als überflüssig. Ursache sind Fehldiagnosen, Patientenwünsche und Unkenntnis über die Wirkung. Rund 85 Prozent der Antibiotika werden ambulant, also von Haus- und Fachärzten verschrieben. Erstaunlicherweise gibt es in diesem Bereich keine offiziellen Leitlinien zur Vergabe.

Die wären nötig. Denn selbst wenn Antibiotika sein müssen, fällt die Wahl längst nicht immer auf die am besten geeigneten. Das am zweithäufigsten in Deutschland verschriebene Antibiotikum (Cefuroximaxetil) gehört zu den Reserveantibiotika. Die sollten eigentlich für die Fälle aufgespart werden, wo andere nicht mehr helfen.

Es ist höchste Zeit zu handeln. Resistente Keime verursachen nicht nur vermeidbares schlimmes Leid. Sie verursachen auch spürbare Ausgaben für das Gesundheitssystem. In Krankenhäusern, Rehaeinrichtungen und Pflegeheimen fallen zusätzliche Laborkosten an, der Aufwand für das Personal ist höher, mehr Hygienematerial wie beispielsweise Schutzkleidung ist erforderlich. Der größte Kostenfaktor entsteht, weil Betten blockiert werden, sobald resistente Keime im Spiel ist. Patienten und Patientinnen müssen isoliert werden und liegen im Mehrbettzimmer allein. Und ihre Behandlung ist komplizierter. Sie bleiben dreimal so lange im Krankenhaus: im Durchschnitt 27 Tage.

Das große vom Bundesgesundheitsministerium finanzierte Projekt HICARE in Mecklenburg-Vorpommern hat die Zusatzkosten modellhaft errechnet.

Die Summen, die zusammenkommen, sind immens. Bei MRSA und VRE (Enterokokken, die gegen das Antibiotikum Vancomycin resistent sind) liegen die Mehrkosten in der Klinik für jeden einzelnen betroffenen Patienten bei 8673 Euro bzw. 8655 Euro. Dass Infektionen mit resistenten Keimen auch mehr und teurere Arzneimittel nach ziehen, ist dabei noch nicht einmal berücksichtigt.

Auch nach der Entlassung gibt es Patienten, die resistente Keime weiter in sich tragen. Dann verlagern sich die Mehrkosten auf neue Einrichtungen. Bei einem Rehaaufenthalt betragen sie laut HICARE für Patienten mit MRSA-Keimen 3171,77 Euro. Und für den Daueraufenthalt im Pflegeheim ergeben sich 12 675,70 Euro jährlich.

Krankenhausinfektionen – manchmal unvermeidbar, aber längst nicht immer

Auch unabhängig von Antibiotikaresistenzen ist Hygiene im Krankenhaus ein kritisches Thema. Fast 20 Millionen Patientinnen und Patienten kommen in Deutschland pro Jahr stationär ins Krankenhaus. 3,5 Prozent von ihnen infizieren sich Studien zufolge dort bei ihrem Aufenthalt, auf den Intensivstationen sogar 15 Prozent. „Nosokomiale Infektionen" heißen solche Krankenhausinfektionen im Fachjargon. Und wie einst bei Ignaz Semmelweis heißt die wichtigste Antwort gegen Keime: Hygiene. Im Krankenhaus gelten dafür andere Regeln als im Haushalt. Hier müssen sie auf Patienten ausgerichtet sein, deren Immun-system geschwächt oder – wie bei Transplantationen – bewusst unterdrückt ist. Jeder Kontakt mit einem Krank-heitskeim kann ihre Genesung verzögern. Und wenn Antibiotikaresistenz im Spiel ist, kann er die Genesung verhindern.

Viele Gründe für Keime im Krankenbett wirken banal. Ein verunreinigter Harnkatheter. Der Hustenanfall eines Besuchers. Zu den lange verkannten Ursachen gehören Er-reger auf den PC-Tastaturen, in die Ärzte ihre Diagnosen eintippen. Außerdem gilt die alte Medizinerweisheit: Der größte Risikofaktor für Infektionen sind die zehn Finger des Personals. Einmalhandschuhe und sorgfältige Desin-fektion sollen in der Klinik schützen. Doch selbst in vor-bildlichen Einrichtungen fehlt oft die Zeit dafür.

Der Schmutz am falschen Ort kostet Gesundheit, manchmal das Leben. Die Zahlenangaben über Anzahl und Todesfälle durch Krankenhausinfektionen schwan-ken. Das Robert-Koch-Institut schätzt in Deutschland 400 000 bis 600 000 solcher Infektionen pro Jahr und 10 000 bis 15 000 Tote in Deutschland. Die Zahlen der Deutschen Gesellschaft für Krankenhaushygiene liegen fast doppelt so hoch: 900 000 Infektionen und 30 000 Tote. Sicher ist: Viele Patienten aus diesen Statistiken wa-ren so schwer krank, dass sie auch ohne die zusätzliche Infektion gestorben wären. Doch ein Drittel der Fälle gilt als vermeidbar. Das heißt: Bei jedem dritten Betroffenen hätte es nicht zu Komplikationen oder sogar zum vorzeiti-gen Tod kommen müssen.

Solange das so bleibt, sind tragische Situationen vor-programmiert. Da ist eine Lebertransplantation geglückt, oder eine stundenlange Hirn-OP oder das komplizierte

Einsetzen eines Implantats. Und dann machen ein paar Keime alles zunichte.

Eine Ursache für Hygienemängel ist mit Sicherheit die Überlastung des Personals, besonders auf den Intensivstationen. Vorbild sind die Niederlande. Dort ist der Schlüssel 1:1 – eine Pflegekraft ist für einen Patienten zuständig. In Deutschland liegt der Schlüssel bei 1:3 bis 1:4.

Wie wachsam die Mitarbeiter in den Niederlanden sind, hat der deutsche Direktor eines Instituts für Krankenhaushygiene erlebt. Beim Besuch einer Intensivstation im Nachbarland hatte er versehentlich die Armbanduhr anbehalten. Der Ton des Intensivpflegers, der das bemerkte, war barsch: „Mijnheer, de horloge moet af!" – die Uhr muss ab. Schmuck und Uhren stören eine vernünftige Handdesinfektion.

Mehr Transparenz, Aufklärung und Zusammenarbeit sind dringend nötig

SOS, Bioschmutz! Die Stimmen, die den Skandal um MRSA und die anderen Guerilla-Keime anprangern, sind noch längst nicht laut genug. Antibiotikaresistente Keime sind kein unabwendbares Schicksal. Missstände in der Landwirtschaft und der Humanmedizin haben sie hervorgebracht. Eine bessere Politik könnte sie zurückdrängen. Sie würde nicht nur unsinnige Mehrkosten sparen, die für die Krankenkassen – das heißt für die Gemeinschaft der Versicherten – entstehen. Sie würde vor allem unendlich viel Leid ersparen, das mit etwas Pech jedem und jeder von uns im Krankenhaus bevorstehen kann.

Wer als geheilt entlassen wird, aber noch resistente Keime in sich trägt, dem stellen sich neue Fragen. Bin ich ein Risiko für Menschen um mich herum, meine Familie, meine Hausärztin, den Friseur? Wann muss ich erzählen, dass ich MRSA habe? Darf ich eine Freundin im Krankenhaus besuchen? Darf eine Rehaklinik oder eine Arztpraxis mich ablehnen, weil ich höhere Kosten verursache?

Antworten: Wichtig ist auf jeden Fall die persönliche Hygiene. Für Gesunde im Umfeld ist das Infektionsrisiko gering. Selbst wenn es zu einer Übertragung kommt, werden sie nicht krank. Die meisten Menschen, die von MRSA besiedelt sind, merken nichts davon und entwickeln in der Folge auch keine Infektionen. Erzählen sollte man von MRSA beim Arztbesuch, bei Krankenhausaufenthalten oder in Institutionen des Gesundheitswesens. Vorsicht ist geboten bei Kontakten mit frisch Operierten, Immungeschwächten oder Patienten mit offenen Wunden. Dass Arztpraxen oder Rehakliniken Patienten ablehnen, wenn sie von MRSA erfahren, kommt vor und ist ein Armutszeugnis für das Gesundheitssystem. Es sollte in jedem Fall öffentlich gemacht werden.

Inzwischen setzt sich die Erkenntnis durch, dass alle beteiligten Institutionen in regionalen Netzen zusammenarbeiten sollten, um Resistenzprobleme nicht weiter zu verstärken: Rettungsdienste, Kliniken, Haus- und Fachärzte, Altenpflegeeinrichtungen. Zum Beispiel ist es extrem wichtig, zu erfahren, ob Patienten, die vom Akut- ins Normalkrankenhaus oder von dort in die Reha kommen, resistente Keime mitbringen. Nur so kann man weiteren Ansteckungen vorbeugen. Doch sogenannte Überleitungsbogen fehlen Studien zufolge fast immer. Denn weder die entlas-

Was kann ich als Betroffener tun, um mich von **MRSA** zu befreien?

Zur Vorbereitung gehört die gründliche Reinigung von allen Dingen, die mit dem Körper in Berührung kommen: Brille, Hörgerät, Zahnprothese und Schmuck. Sitzflächen sollen gereinigt werden. Außerdem Oberflächen wie Türklinken, Handläufe, Schubladen und Gebrauchsgegenstände wie Telefonhörer, Handy, Fernbedienung, PC-Tastatur. In diesem Fall sind Desinfektionsmittel die richtigen Helfer der Wahl. Und weil sich Zahnbürsten, Deo-Roller, Make-up-Artikel, Bürsten und Rasierer schlecht desinfizieren lassen, hilft nur Wegwerfen.

IM ANSCHLUSS FOLGT DIE FÜNFTÄGIGE SANIERUNGSPHASE:

KÖRPER UND HAARE:
1x täglich mit antiseptischer Waschlösung waschen.

NASE:
Nasenvorhöfe auf beiden Seiten 3 x täglich mit Nasensalbe behandeln.

MUND UND RACHEN:
3 x täglich mit antiseptischer Mundspüllösung behandeln.

HYGIENE- UND KÖRPERPFLEGE-ARTIKEL
unmittelbar nach Gebrauch wegwerfen bzw. reinigen und nach Möglichkeit desinfinzieren. Nach Möglichkeit Einweg-Artikel verwenden.

AM KÖRPER GETRAGENE GEGENSTÄNDE:
Mindestens 1x täglich reinigen und nach Möglichkeit desinfizieren.

LEIB- UND BETTWÄSCHE:
täglich wechseln und separat bei 60° C waschen oder kochen.

ALLE HAND- UND HAUTKONTAKTFLÄCHEN:
mindestens täglich gründlich reinigen, nach Möglichkeit desinfizieren.

KLEINTEILE
z.B. Fernbedienung: nach der ersten Reinigung in Plastiktüte aufbewahren; Tüte täglich wechseln.

SITZFLÄCHEN:
mit textiler Unterlage schützen. Unterlage täglich wechseln.

Nach Abschluss der Sanierung macht der Hausarzt oder der Pflegedienst einen Abstrich. Ist er negativ, gilt die Person als „vorläufig MRSA-frei". 3 bis 6 Monate danach folgt die zweite Kontrolle, 11 bis 13 Monate danach die dritte. Erst wenn der Abstrich noch immer negativ ist, kommt die Entwarnung: **„MRSA-frei"**.

Quelle: MRE-Netzwerk Mittelhessen

sende noch die aufnehmende Einrichtung will für das nötige Screening zahlen. Und so bleiben viele Fälle unerkannt.

Die Keime stört das nicht. In einer Hinsicht ähneln sie dem Menschen. Wo sie sich irgendwo angesiedelt haben und wohlfühlen, mögen sie ungern wieder weg. Im Fall MRSA ist es für die Betroffenen extrem wünschenswert, sie wieder loszuwerden. „Sanierung" heißt der mühsame Prozess, an dessen Ende die Befreiung von den lästigen unsichtbaren Mitbewohnern winkt. Es hilft, wenn man Putzbegeisterte im Umfeld hat. Denn der Aufwand ist hoch – wie hoch, zeigt die nebenstehende Grafik.

Die ethischen Kosten. Wie Betroffene Infektionen mit resistenten Keimen erleben

Es sind bittere Geschichten, die Betroffene berichten, die im Krankenhaus plötzlich als Träger resistenter Keime identifiziert wurden. Auf die Diagnose folgen Maßnahmen, die als Stigmatisierung wirken. Die isolierte Unterbringung wird als „Isolationshaft" oder „Einzelhaft" empfunden: „Du wirst eingesperrt … wie im Knast". Die Betroffenen empfinden sich als „abgestempelt", „abgehakt", „gebrandmarkt", „erniedrigt", „ausgegrenzt". Viele beschreiben die Situation bildstark: „Uah, du hast Lepra oder sowas." Oder: „Naja, jetzt bist du halt ein Seuchenbeutel." Es sei wie „eine Art Ebola, bloß dass man halt nichts sieht."

Daneben tauchen Schuldgefühle auf und es entsteht große Angst, andere anzustecken. Manche nehmen sich selbst als Bedrohung wahr, verzichten auf Körperkontakte, umarmen ihre Partner und Kinder nicht mehr. All das geht mit medizinischen Komplikationen einher, der Klinikaufenthalt zieht sich in die Länge, es kommt zu weiteren Operationen, Ängsten, Depression.

Wenn alles gut geht, ist alles ein Spuk, der vorübergeht. Die Sanierung klappt und die Erfahrung bleibt nur eine finstere Episode. Aber manchmal wird sie zum Lebensthema.

Heinz E., 66 Jahre alt, Ex-Polizist, wollte eine neue Hüfte links und sitzt nun seit zehn Jahren im Rollstuhl. Alles ging schief damals im Dezember. Glatteis, viele Patienten, überarbeitete Ärzte. Ergebnis: ein falsch eingesetztes künstliches Gelenk, MRSA, Schmerzen, zig Nachfolgeoperationen. Ein Ersatzgelenk können die Ärzte nicht implantieren, weil der Entzündungsherd großflächig mit Keimen verseucht ist.

Bei Hans Werner R. aus Wittenberg waren es die tiefen Wunden, die nach einer OP am Bein nicht heilen wollten. Als die Ärzte endlich merken, dass die Entzündungen ungewöhnlich schlimm sind, haben es die Bakterien schon geschafft, bis zu den Knochen vorzudringen. Selbst schwerste Medikamente können seine entsetzlichen Schmerzen nicht lindern. Gemeinsam mit den Ärzten entscheidet er sich nach zwei Jahren, den Unterschenkel amputieren zu lassen. Seinen Laden hat er aufgeben müssen. Heute hilft er ehrenamtlich anderen Opfern multiresistenter Keime.

Das Thema ist angstbesetzt. Es braucht mehr Aufmerksamkeit.

Es hilft vielleicht, dass zwei prominente Opfer von Keimen mit Antibiotikaresistenz ihre Geschichte öffentlich gemacht haben. Matthias Sammer erwischen die Keime 1997 nach einer Knie-OP, die für ihn schon zur Routine gehörte. Diesmal wird das Knie dick und schmerzt. Am Ende kämpft er drei Wochen lang in der Klinik um sein Leben. Dann hilft ein allerletztes Antibiotikum und rettet ihn. An die Fortsetzung seiner Karriere als Profifußballer ist trotzdem nicht mehr zu denken. Längere Zeit joggen kann er bis heute nicht.

Beim Handballprofi Holger Glandorf, der mit der Nationalmannschaft 2007 Weltmeister geworden ist, geht die Sache gut aus. Er zieht sich seine Infektion 2012 bei einer Cortisonspritze im Trainingslager zu. Danach hat er heftige Schmerzen und hohe Entzündungswerte. Ein MRSA-Keim ist in den Fuß gelangt. Viermal wird Glandorf operiert. Er klagt gegen den Arzt, der die Spritze verabreicht hat. Sie finden eine gütliche Einigung. Glandorf wird völlig gesund und feiert Erfolge als einer der Top-Torjäger der Bundesliga.

Ob sich resistente Keime entschärfen lassen oder nicht, gleicht bisher einem Lotteriespiel. Aber es gibt Chancen, die Gewinnwahrscheinlichkeit zu erhöhen. Das wichtigste Gebot dafür: die Welt der Bakterien generell besser verstehen zu lernen.

9

BAKTERIEN ALS LEHRMEISTER. NEUES DENKEN IST GEFORDERT!

Die unsichtbare Welt der Mikroorganismen ist ein Reich mit eigenen Gesetzen. Die Lektion von Hygieia heißt heute: Ganzheitlich denken beim Umgang mit Bakterien! Sie sind Mitbewohner in unserem Körper und steuern unser Befinden mit. Das Ich ist ein Wir. Dieses neue Wissen über die Körperflora kann die Medizin revolutionieren. Nicht Krankheitserreger, sondern Gesundheitserreger rücken in den Blick.

Alles hängt zusammen: die Liebe, die Pferde, der Dreck, die schöne Haut, ein Bakterium namens Nitrosomonas und das U.S. Patent No. 9,738,870.

„Mother Dirt" heißt die Marke, die der US-Amerikaner David Whitlock ins Leben gerufen hat. Es sind Sprays für Haut und Haar, voll mit besonderen Bakterien. Whitlocks Interesse für Mutter Dreck beginnt 2001 mit einer Romanze. Die Freundin reitet gern. Er spaziert mit ihr über eine Farm. Sie fragt, warum sich Pferde so oft im Schmutz wälzen. Whitlock, Chemieingenieur, spekuliert: Um Insekten loszuwerden? Das ist keine gute Antwort; es ist März, keine Insekten weit und breit. Er will die Frau beeindrucken und fängt an, das Problem tiefer zu durchleuchten. Viele Tiere baden gern im Dreck, also müssen sie wohl einen Vorteil davon haben. Vielleicht gibt es dort Organismen, die gut für sie sind.

Whitlock beginnt, sich für Bakterien zu interessieren, die sich in einer Ammoniaklösung vermehren lassen, die Schweiß ähnelt. Eine Art erweist sich als so vielversprechend, dass er nach einiger Vorbereitung Proben der Kultur auf die eigene Haut aufträgt. Vorher hört er auf zu baden, um den Bakterien eine möglichst unbelastete Umgebung zu bieten. Pferde benutzen ja auch kein Schaumbad. Das Experiment gelingt. Die Bakterien fühlen sich wohl und Whitlock fühlt sich mit ihnen wohl.

Bis heute benutzt Whitlock Seife nur noch zum Händewaschen und Rasieren, im Übrigen vertraut er in Sachen Sauberkeit auf die Bakterienzucht jener Art *Nitrosomonas eutropha*. Sie kommt häufig in Böden vor und dient auch zur Reinigung von Schmutzwasser in Klärwerken. Dass diese Bakterien für Säugetiere eine Bedeutung besitzen und Pferde sich wälzen, um sie zur Hautpflege einzusammeln, war neu, bis Whitlock mit seinen Recherchen begann. Es war für ihn der Hinweis, dass sie auch für andere Lebewesen nützlich sein könnten. Tatsächlich fanden Mikrobiologen sie inzwischen in der Hautflora der Yanomami in Venezuela. Beim modernen Menschen haben chemische Hygienerituale sie zum Verschwinden gebracht. Kann man sie wieder ansiedeln?

Aus der Romanze mit der Reiterin wird nichts, dafür gründet Whitlock zusammen mit Freunden 2013 eine Firma. Er nennt sie AOBiome. AO steht für „ammonia oxidizing", denn die Bakterien mögen Ammoniak als Nahrung. Unter dem Label „Mother Dirt" kommen die Pferderückenbakterien auf den Markt. Ein Spray für die Haut, das einen Monat reicht, kostet 49 Dollar. Shampoo 23 Dollar.

Medien berichten inzwischen weltweit über die Geschäftsidee und die Folgen. Nach spätestens zwei Wochen mit viel Schwitzen habe sich die Haut an die neuen Mitbewohner gewöhnt. Übermäßiger Schweiß und Geruch seien verschwunden, die Haut werde weicher und glatter, als ob die Poren geschrumpft seien. Die Überraschungen setzen sich fort. Inzwischen hat eine klinische Studie positive Ergebnisse bei der Behandlung von Akne erzielt. Patent 9,738,870 sichert AOBiome die Vermarktung.

David Whitlocks Geschichte lässt ahnen, wie sehr sich der Blick auf Bakterien erweitert hat. Ganzheitliches Denken ersetzt das „Weg damit"-Dogma. Im Vordergrund steht das Staunen über die Vielseitigkeit der unsichtbaren Mikroorganismen im Boden, im Wasser und auf dem Pferderücken. Die Mikrobiologie von heute stellt neue Zusammenhänge her und bringt Bewegung in die Themen rund um Schmutz, Hygiene und Medizin.

Das Mikrobiom – die unsichtbare Wohngemeinschaft in und auf uns

Ohne „seine" Mikroben steht der Mensch ziemlich armselig da. Das ist das knappe Fazit der Mikrobiologie von heute. Das Ich ist ein Wir – eine Gemeinschaft zwischen den eigenen Körperzellen und dem Mikrobenkosmos. Der Mensch ist der Wirt, sein Körper ein vielgestaltiges Ökosystem, das unvorstellbar vielen spezialisierten Bakterien Nahrung bietet. Sie revanchieren sich mit den unterschiedlichsten Dienstleistungen, die in Kapitel 7 aufgeführt sind. Eine Situation, deren „Win-Win-Wins" unermesslich sind.

Die Gesamtheit der Mikroben, die in und auf uns (oder einem anderen Lebewesen) siedeln, heißt Mikrobiom. Was es in dieser Menagerie der winzigen Lebewesen zu entdecken gibt, gehört aktuell zu den spannendsten Forschungsfeldern der medizinischen Biologie. Die beteiligten Wissenschaftler ergänzen und korrigieren die Erkenntnisse der Pioniere, die im 19. Jahrhundert erstmalig Krankheitserreger isoliert haben. Sie spüren nun auch das komplexe System der „Gesundheitserreger" auf. Mit den molekulargenetischen Methoden der Gegenwart können sie untersuchen, was im Körper zwischen Mikrobe und Köperzelle, Mikrobe und Medikamentenwirkstoff oder Mikrobe und Mikrobe passiert. Ein „Zweites Goldenes Zeitalter der Mikrobiologie" ist angebrochen.

Jeder Mensch, jedes Tier, jede Pflanze besitzt ein eigenes Mikrobiom, und viele werden zur Zeit intensiv studiert. Jede Bakteriengemeinschaft ist typisch für den Wirt, mit dem sie zusammenlebt. Dass sich die Mikrobiome von Veilchen, Bäumen, Hunden, Kühen, Affen und Menschen unterscheiden, leuchtet sofort ein. Sie sind schließlich in ganz verschiedenen Lebensräumen zu Hause. Aber auch jedes Individuum hat ein Mikrobiom, das so einzigartig ist wie sein Fingerabdruck. Geprägt wird es von Geschlecht, Alter, Lebenswandel und Genetik.

Irgendwie schafft es der Organismus, dass der höchstpersönliche Bakterienzoo von heute trotzdem dem von gestern, vorgestern und übermorgen gleicht. Das überrascht, weil die Bakterienzusammensetzung in uns sich ja fortwährend verändert. Beim Zähneputzen dezimieren wir die Mundflora. Mit der Nahrung schlucken wir erwünschte und unerwünschte Keime. Bei der Verdauung hängt die Bakterienaktivität davon ab, ob wir gerade Fleisch, Brot oder Gemüse gegessen haben. Beim Krankheitskeimalarm bringt das Immunsystem Bakterien in Stellung, die versuchen, das gewohnte Gleichgewicht zu bewahren. Beim Stuhlgang scheiden wir Billionen Mikroben wieder aus. Macht nichts, das große Ganze bleibt trotzdem erhalten.

Diese Tatsache ist noch erstaunlicher, weil die eigene Mikrobengemeinschaft ja auch noch mit der anderer Wesen interagiert. Mikrobiome tauschen sich unablässig aus, beim zufälligen Hautkontakt, beim Sex, schon beim Atmen.

Noch steht die Mikrobiomforschung am Anfang, aber eine grundlegende Erkenntnis kristallisiert sich heraus: Eine hohe Mikrobenvielfalt im Organismus ist gut für den Schutz vor Krankheiten. Michael Schloter, Mikrobiologe und Mikrobiomforscher an der TU München, vergleicht den Organismus mit einer Wiese. Wenn dort viele unterschiedliche Pflanzen leben, fällt es invasiven Arten schwer, Terrain zu erobern. Ähnlich ist das bei der WG im menschlichen Körper. Ist sie intakt, besetzt sie alle Nischen. Krankheitserreger finden keinen Platz mehr. Wenn das Mikrobiom geschädigt ist, zum Beispiel durch Rauchen, können sich unwillkommene Keime ansiedeln.

Goldgräberstimmung im Labor – der Hype um die interessantesten Keime

In der Natur segensreiche Bakterienarten zu suchen, um die Gesundheit zu fördern, ist ein großes Thema der Grundlagenforschung, aber nicht nur für sie. Außenseiter wie Do-it-yourself-Bakterienzüchter Whitlock mischen mit. Auch große Konzerne sind längst am Start. In der Lebensmittelindustrie sind „probiotische" Keime seit Langem ein Renner. Ein Beispiel ist Danone. Joghurt mit Bakterien aus fermentierter Milch gibt es dort schon seit 1919. Heute ist daraus ein Hightechprodukt geworden. Das französische Unternehmen beschäftigt 660 Wissenschaftler in 40 Ländern, die sich mit der Mikrobiologie in Milch, Joghurt und im Darm befassen. In der eigenen Mikrobensammlung warten 4000 Bakterienstämme auf den Einsatz, davon sind 1600 exklusives Eigentum der Firma. Allein der Weltumsatz mit „Activia"-Joghurt, in dem sich spezielle Bifidobakterienkulturen entfalten, lag 2014 bei 2,7 Milliarden Dollar.

Einen Beleg dafür, dass die zusätzlichen Bakterien tatsächlich medizinisch wirken, gibt es nicht. Er ist auch schwer zu erbringen. Bei Darmpatienten hat man es versucht. Doch in der Mikrobenmenagerie des Darms lässt sich kaum nachweisen, welche der vielen kooperierenden Bakterienarten in welcher Situation hauptverantwortlich sind, einen Durchfall zu bremsen oder eine Krankheit zu verhindern. Die weitergehende Frage, ob probiotische Keime auch Gesunde *noch* gesünder werden lassen, ist schlicht nicht zu beantworten. Es existieren keine Standards dafür, wie ein gesundes Mikrobiom aussieht.

Viele Verbraucher sind trotzdem bereit, für die angereicherten Lebensmittel Geld auszugeben. Oder sie verspeisen traditionelle fermentierte Lebensmittel, in denen Bakterien aus der Milchsäuregärung schon jahrhundertelang Dienst tun, ohne sich mit dem Begriff „probiotisch" zu schmücken. Dazu gehören Sauerkraut, saure Gurken, Apfelessig und asiatische Gerichte wie das koreanische Kimchi und die Gewürzpaste Miso, die in Japan als „Geschenk der Götter für die Menschen" gilt.

In den Laboren herrscht Goldgräberstimmung. Inzwischen sind auch im Haustierfutter Probiotika auf dem Markt, zum Beispiel als „Advanced Probiotic plus" mit „5 Bakterienstämmen" für Hunde. Als nächste Branche ist die Kosmetikindustrie am Start. Außenseiter wie AOBiome, aber auch Konzerne wie L'Oréal. Das Unternehmen hat ein Shampoo mit Laktobazillen entwickelt, das die „Barrierefunktion der Kopfhaut stimuliert" und dadurch Schuppen verhindern soll. Gemeinsam mit Nestlé forscht man außerdem an einem Bakterienstamm, der die „Haut von innen" pflegt.

Systematische Entdeckungen im Lebensraum Mensch

Die erste große Inventur unserer Mitbewohner fand auf Initiative der USA statt. Das Human Mikrobiom Project

HMP begann 2008 und dauerte fünf Jahre. Es suchte und untersuchte alle Lebewesen, die in und auf Menschen siedeln. Stellvertretend für den Rest der Erdbewohner lieferten 242 gesunde Erwachsene den Forschern ihre Bakterien aus Nase, Mund, Haut, Darm- und Harntrakt. Möglich geworden sind derartige Bestandsaufnahmen erst, seit die Entschlüsselung der Erbanlagen von Lebewesen Routine ist. Molekularbiologen haben gelernt, riesige Mengen DNA ungeheuer schnell zu bestimmen und die Ergebnisse per Computer auszuwerten. Was für Antoni van Leeuwenhoek im 17. Jahrhundert das Mikroskop war, ist für die heutigen Forschungsteams der Hochdurchsatzsequenzierer. Er eröffnet Einblicke in einen Kosmos, der bis vor Kurzem unzugänglich war. In den Blick nehmen lassen sich in Zukunft nicht nur einzelne Bakterien, sondern auch ihr Zusammenspiel.

Für die Erbgutanalyse standen den beteiligten Wissenschaftlern 4788 verschiedene Bakterienarten aus den Proben der Versuchspersonen zur Verfügung; zusammengerechnet besitzen sie 8 Millionen Gene für die Proteinsynthese. Der Mensch selbst steuert zur Lebensgemeinschaft im eigenen Körper nur 22 000 solcher Gene bei. Unvorstellbar auch die riesige Zahl der Mikroorganismen – in einem Gramm Darminhalt leben mehr Bakterien als Menschen auf der Erde. Jedes Körperteil hat eigene Mikrobenvorlieben, oder besser umgekehrt: Mikroben haben Vorlieben für bestimmte Körperteile. Streptokokken mögen besonders die Mundflora, Bacteroidesstämme den Darm, Laktobazillen die Vagina. Manche Erkenntnisse klingen verrückt. Auf der rechten und der linken Hand des Menschen sind nur ein Sechstel der Bakterienarten gleich.

Am Anfang des Lebens entsteht die Bakteriengemeinschaft aus Keimen der Mutter und solchen der Umgebung, danach bleibt sie uns treu. Schon im Alter von drei Jahren ist die Körperflora der im Erwachsenenalter erstaunlich ähnlich. Die eingespielte Gemeinschaft hält die Nischen besetzt und hindert Krankheitskeime daran, sich einzunisten. Sie ist ein wesentlicher Faktor dafür, dass das Immunsystem funktioniert.

Der US-Amerikaner Martin Blaser gehört zu den neuen Pionieren der Mikrobiologie. Er forscht seit vier Jahrzehnten in dem Feld von Bakterien und Infektionskrankheiten und leitet das Humanmikrobiom-Programm der New York University. Wie seine Kollegen rühmt er das „vielfältige Ökosystem an Mikroben, das sich im Lauf von Millionen Jahren gemeinsam mit uns entwickelt hat". Doch vor allem warnt er davor, wie sorglos der Mensch dieses Erbe der Evolution behandelt. „Unser Mikrobiom hält uns gesund", meint er, „aber wir rotten Teile davon aus."

Eine zentrale Rolle spielen dabei nach seinen Untersuchungen wiederum die Antibiotika. Blaser erkennt ihre Verdienste an. In vielen Fällen können sie Kranke heilen, die sonst dem Tod geweiht wären. Auch ihn selbst haben Antibiotika nach einer Typhusinfektion gerettet. Doch in der Moderne erkennt er einen *Antibiotika-Overkill*, so der Titel seines Buches. Der hat Folgen, die seiner Meinung nach noch weit über das Problem resistenter Keime wie MRSA hinausgehen. Die Körperflora braucht Monate, manchmal Jahre, um sich zu regenerieren. Und in dieser Zeit ist sie anfällig für neue Infektionen.

Nach Blasers Untersuchungen bekommen vor allem Kinder viel zu früh viel zu häufig Antibiotikapillen. Gerade in den ersten Lebensjahren hat das lang anhaltende

Folgen. Die Kinder drohen – ganz wie in der Tiermast – dicker zu werden als ihre Altersgenossen und das Übergewicht häufig nicht mehr zu verlieren. Im späteren Leben leiden sie statistisch häufiger unter den „modernen Epidemien" wie Allergien, Asthma und Diabetes.

Ein neuer Zugang – Gärtnern statt Kriegführen

Mikrobiomforscher empfehlen eine neue Strategie. Der bisherige Krieg der Medizin gegen die Keime trifft auch die falschen Bakterien. Passender ist die Metapher des Gärtnerns. Wenn man einen Garten hat, hegt man die Pflanzen. Man zupft zwar Unkraut aus. Aber vor allem tut man Dinge, die das Wachstum fördern: den Boden bewässern und auflockern, düngen, die Umgebung attraktiv für Nützlinge gestalten.

Weltweit suchen Forschungsteams nach sanften Ansätzen. Statt auf Ausrottung des Krankheitserregers setzen sie auf die Stärkung des Organismus, den er befällt. Sie begreifen, dass viele Bakterien selbst „die wahren Antibiotikaexperten" sind, und versuchen von ihnen zu lernen, welche Prozesse gefährliche Widersacher in Schach halten und ins Leere laufen lassen. Oder sie studieren, mit welchen Pflanzen indigene Völker Krankheiten heilen. Anschließend analysieren sie im Labor, welche Wirkstoffe dieser „Ethnomedizin" wirksam sind und auch im 21. Jahrhundert brauchbar wären.

Vorbild für die letzte Strategie ist Cassandra Quave. An der Emory University in Georgia leitet sie ein

50-Mitarbeiter-Team, betreut eine Sammlung mit 20 000 getrockneten Heilpflanzen und betreibt Feldforschung am Amazonas genauso wie in jenen Zipfeln Südeuropas, wo noch Volksheiler aktiv sind: im Kosovo, in Süditalien. All das tut sie mit einer Beinprothese. Sie selbst hat früh mit Glück eine MRSA-Infektion überlebt. Im Alter von drei Jahren wird ihr der rechte Unterschenkel amputiert, weil von Geburt an das Wadenbein und weitere Knochen fehlen. Nach der OP verursachen die Staphylokokken die lebensgefährliche Infektion. Antibiotika helfen nicht. Nachdem sie in Peru traditionelle Heiler kennengelernt hat und sich ihre Methoden hat beibringen lassen, entscheidet sie sich, Ethnobotanik statt Medizin zu studieren. Dem Dogma, dass „Vernichtung die einzige Methode ist, eine Krankheit zu besiegen", will sie altes Wissen entgegensetzen, kombiniert mit modernen Verfahren.

Ein Extrakt aus Beeren des brasilianischen Pfefferbaums hat im Tierversuch mit Mäusen den ersten Test als Wirkstoff der anderen Art bestanden. Statt die Krankheitskeime zu töten und resistente Bakterien zu erzeugen, stört er die Kommunikation der Erreger – eine Art Gandhi-Strategie: gewaltloser Widerstand, Entwaffnung ohne Krieg.

Ganzheitliches Denken entdeckt vergessene Lektionen der Vergangenheit neu. Außerdem betrachtet es Wirkstoffe nicht mehr isoliert. Auch Keimgemeinschaften geraten als Therapieansatz in den Blick. Das ist ungewohnt. Normalerweise will die Medizin genau wissen, welche Moleküle in einem Medikament für die Heilwirkung hauptverantwortlich sind. Ganz im Dunkeln tappt sie bisher, wenn der Körper ohne Zutun von Ärzten von allein gesund wird.

Klar ist dann nur, dass das Immunsystem und Mikroben unterschiedlicher Art am Werk waren.

So vage diese Erkenntnis ist – sie taugt mindestens in einem Fall schon als schulmedizinische Strategie. Dabei wird Kranken ein Keimcocktail von anderen Menschen als Arznei verabreicht. Die Voraussetzung ist eigentlich nur, dass Spender oder Spenderinnen gesund sind.

Medizin der anderen Art – Kotkeimtransplantationen für Antibiotikageschädigte

Im Jahr 2013 sorgt eine Studie aus den Niederlanden für Aufsehen, die fast nach Wunderheilung klingt. Sie betrifft Patienten, bei denen das Bakterium *Clostridium difficile* Magen-Darm-Beschwerden mit grausamen Bauchschmerzen und Durchfall verursacht. Die Erkrankung tritt als gefürchtete Nebenwirkung nach der Gabe von Breitbandantibiotika auf. Oft verläuft sie in Schüben, die Keime werden resistent, erneute Antibiotikagaben können das Leiden nicht dauerhaft beenden. Allein in den USA gibt es jährlich eine halbe Million *Clostridium-difficile*-Patienten. Kosten: 4,8 Milliarden Dollar allein für die Krankenhausaufenthalte.

Kuriert hat die Teilnehmer der oben erwähnten Studie der Kot von Gesunden, also ein Mix aus ganz unterschiedlichen Darmbakterien. Für die Stuhltransplantation hatten die Wissenschaftler Produkte des Stuhlgangs von nicht erkrankten Verwandten der Patienten verflüssigt und den Kranken dann per Nasensonde verabreicht. 15

von 16 Probanden wurden nach höchstens drei Behandlungen gesund, ohne wieder Rückfälle zu erleiden. Seit damals bestätigen sich die hohen Genesungsraten. Zu verdanken sind sie keinem pharmazeutischen Wirkstoff, sondern der Bakterienflora der Spender.

Die Methode, fremden Kot als Heilmittel zu verabreichen, ist nicht neu. In China beschreibt sie schon im 4. Jahrhundert der Alchemist und Arzt Ge Hong. In Deutschland veröffentlicht der Universalgelehrte Christian Franz Paullini, Leibarzt des Bischofs von Münster, im Jahr 1697 die *Heilsame Dreck-Apotheke*, in der Kot eine wesentliche Rolle spielt. Und 1917, im Krieg auf dem Balkan, nimmt der deutsche Bakteriologe Alfred Nißle eine Stuhlprobe von einem Soldaten, dem die Infektionen ringsum anscheinend nichts anhaben können. Er findet ein spezielles E.coli-Bakterium, konserviert die so gewonnenen Bakterienkulturen in Gelatine und Wachs – und vertreibt ein kommerzielles Produkt unter dem Namen Mutaflor, das bis heute als „probiotische Arznei" im Handel ist. Doch einzelne Bakterienarten haben es schwer, sich dauerhaft im fremden Darm anzusiedeln.

Den Keimgemeinschaften gelingt das, und deshalb gelten Stuhltransplantationen inzwischen als überlegene Therapie für schwere Infektionen. Nach zwei Wochen hat sich die Darmflora des Empfängers der des Spenders angeglichen. Das *Deutsche Ärzteblatt* resümiert: „sicher, hocheffizient, schnell wirksam". Nur der „Ekelfaktor" könnte stören – die Autoren schlagen eine Umbenennung von Stuhl- oder Fäkaltransplantation in „Bakterientherapie zum Wiederaufbau der physiologischen Darmflora" vor.

Keimdusche nach Kaiserschnitt – ein ideales Geschenk zum Start ins Leben?

Die Idee, Körperkeime von Person zu Person zu übertragen, könnte auf einem zweiten Gebiet Furore machen – mit Bakterienspenden in der Geburtshilfe. Denn immer häufiger kommen Babys nicht mehr auf natürlichem Weg zur Welt, sondern durch Kaiserschnitt. Nötig ist das laut Weltgesundheitsorganisation wegen gesundheitlicher Risiken für Mutter und / oder Kind eigentlich selten, nur bei etwa 10 bis 15 Prozent der Geburten. Der tatsächliche Anteil ist weit höher. Bei 15 Prozent liegen nur Norwegen, Island und Finnland. In der Türkei, Ägypten und Brasilien und der Dominikanischen Republik werden inzwischen mehr als die Hälfte der Neugeborenen durch Kaiserschnitt entbunden. Österreich, Deutschland und die Schweiz liegen mit 29, 31 und 33 Prozent im Mittelfeld.

Der Schnitt in den Mutterbauch hat Folgen für die Bakterienflora, die das Kind mit auf den Weg bekommt. Bis zur Geburt ist der Fötus weitgehend steril. Im Geburtskanal besiedeln ihn dann die Bakterien aus der Scheide der Mutter. Beim Kaiserschnitt fällt diese Erstbesiedlung weg. Dafür drängen sich andere Bakteriengruppen vor: Sie kommen von der Haut der Mutter und der Luft und den Textilien der Krankenhausumgebung. Eine wichtige Gruppe fehlt, die der Milchsäurebakterien aus der Vagina.

Kann das schaden? Möglicherweise. Statistisch haben Kinder, die mit Kaiserschnitt zur Welt kommen, im späteren Leben ein erhöhtes Risiko für Asthma und Allergien. Mikrobiologen sehen einen Zusammenhang – dass dem

Mikrobiom der Babys am Anfang des Lebens ein Bakteriencocktail vorenthalten wird, der jahrtausendelang da war, ist eine plausible Erklärung. Ganz wie das Fehlen der Kuhstallbakterien beim Bauernhof-Effekt könnte auch das Fehlen der Vaginalbakterien beim Kaiserschnitt unangenehme Spätfolgen haben.

Doch vielleicht lässt sich in diesm Fall mit einfachen Mitteln etwas dafür tun, die Bakterienvielfalt zu erhalten. Durch Mund- bzw. Internetpropaganda hat sich bei Schwangeren eine Methode herumgesprochen, die aus den USA kommt: „Vaginal seeding" – das „Säen" von Vaginalsekret. Dabei werden vor dem Kaiserschnitt Tupfer in die Vagina der Mutter eingeführt, die das Sekret aufsaugen. Ist das Kind da, werden Mund, Augen und der Körper damit bestrichen.

Noch tobt ein Streit, ob diese Selbsthilfe klug oder riskant ist. Eine große Studie in den USA soll den Nutzen des Vaginal Seeding als Allergieschutz testen. Ärztevereinigungen raten von der Methode ab, ehe die Ergebnisse im Jahr 2025 vorliegen. Sie glauben, dass die segensreichen Bakterien auch nach dem Kaiserschnitt beim Stillen ins Babymikrobiom gelangen – Muttermilch enthält Laktobazillen. Bei der Keimdusche, so warnen sie, könnten auch Krankheitserreger wie Herpes oder Streptokokken der Mutter auf das Baby übertragen werden.

Dieses theoretische Risiko ist allerdings auch bei einer normalen Geburt gegeben, und man kann ihm begegnen. In manchen Kliniken wie im Kantonsspital Luzern gehen die Ärzte deshalb schon einen Mittelweg. Sie bieten Vaginal Seeding an, wenn Frauen es explizit wünschen, und testen vorher, ob eine Gefahr durch Krankheitskeime aus der Vagina existiert.

Weitere Aussichten – Diversität schätzen und schützen lernen

Die wichtigste Erkenntnis der Mikrobiomforschung lautet: Die Artenvielfalt der unsichtbaren Bakterien in uns und um uns herum schützt unsere Gesundheit. Diese Einsicht wird (hoffentlich bald) das alte Denken ersetzen, das Mikroben als Todfeinde betrachtet. Desinfektionsmittel- und Antibiotika-Overkill werden an Boden verlieren, wenn das Motto „Gärtnern statt Kriegführen" zur Leitlinie wird.

Für die Zukunft hoffen Forscher in diesem Gebiet auf eine ganzheitliche und individuelle Gesundheitsversorgung. Martin Blaser hat die Fantasie, dass der Blick auf das Mikrobiom vom Babyalter an eine entscheidende Rolle spielen wird. Er stellt sich vor, dass die Mütter ihre Brust schon vor dem Stillen mit einem Mix aus Bakterienkulturen bestreichen, die für den jeweiligen Säugling ideal sind. Dazu kommt die Rückkehr und Wiederansiedlung von Mikroben, die das moderne Leben aus der Flora vertrieben hat. Vorbild könnten die „Mother Dirt"-Bakterien sein, die auf dem Umweg des Pferderückens wieder auf die Menschenhaut zurückgekehrt sind. Blaser glaubt, dass irgendwann Urgroßmütter, „die in ihrem Leben wenig oder gar kein Antibiotikum genommen haben, ihren Urenkeln Bakterien spenden können."

Es muss gar nicht so kompliziert sein. Manchmal reicht schon ein bisschen weniger Hygiene als üblich, um die eigene Flora anzureichern. Für *Odysso*, das TV-Wissenschaftsmagazin des SWR, wagt ein junges Paar ein kurzes Experiment. Wie 66 Prozent der Deutschen haben vorher beide immer täglich geduscht. Kevin bleibt bei dieser Routine, während Laura drei Wochen lang nur einmal pro Woche duscht und sonst Katzenwäsche mit Kernseife macht. Parfum, Deo, Creme und Shampoo sind für sie tabu. Ab Mitte der ersten Woche fühlt sich die Studentin etwas „klebrig". Der Eindruck ist aber subjektiv, ihr Partner riecht nichts Besonderes. Nach der ersten Dusche hat sich dann alles eingespielt, Laura hat sich an die neuen Regeln gewöhnt, ihre Haut fühlt sich normal an.

Als das Experiment nach Woche 3 endet, nimmt der Hautarzt einen Abstrich bei beiden. Die Laboruntersuchung zeigt zwei neue Bakterienarten auf Lauras Haut: *Acinetobacter lwoffii* und *Pseudomonas stutzeri*. Der Arzt erklärt, dass sie in Spuren häufig auf der menschlichen Haut vorkommen und durch das Experiment günstige Bedingungen hatten, sich zu vermehren. Nun verstärken sie die Gemeinschaft der Gesundheitserreger. Die Überraschung kommt beim Test des Partners, der sein eigenes Duschverhalten nicht verändert hat. Auch auf seiner Haut haben sich die schützenden Bakterien angesiedelt.

Das Experiment ist ein Schlaglicht, kein wissenschaftlich fundierter Versuch. Doch zur neuen Botschaft der Wissenschaft passt es: Mut zu ein bisschen mehr Schmutz lohnt sich – nicht nur für die eigene Gesundheit.

10

WAS TUN? KOPF HOCH, AUCH WENN DER HALS DRECKIG IST!

Es gibt viele Hebel, menschengemachten Schmutz und Müll zu verhindern oder zu vermindern. Nutzen wir sie! Ein neues Verständnis kann die richtigen Weichen stellen: Totale Sauberkeit lässt sich nicht herstellen – nicht einmal in den Reinsträumen der Raumfahrttechnik. Schmutz ist uns überlegen, Dreck gewinnt immer! Aber klug mit ihm umzugehen, ist gesund, entlastet das Leben und freut Umwelt und Nachwelt.

In Noordwijk in Südholland gibt es einen Raum, der Putz-liebhaber mit Neid erfüllen müsste. Er stellt alle Blitz-blank-Versuche im Haushalt in den Schatten. Putzperso-nal mit Scheuertuch ist tabu; für Sauberkeit sorgt allein die Technik. Es ist ein sogenannter Reinraum, und zwar einer der Extra-Extraklasse.

Schützen muss man die Produktion in solchen Räu-men vor der „gefährlichsten Kontaminationsquelle": dem Menschen. Seine Anwesenheit ist nicht zu vermeiden, aber man macht es ihm schwer. Um Zugang zu erhalten, sind für Mitarbeiter sterile Reinraumschutzkleidung und Überschuhe samt Mund- und Nasenschutz Pflicht. Einlass erfolgt durch Schleusen und eine Luftdusche. Permanen-ter leichter Überdruck im Raum sorgt dafür, dass sich kein Schmutz aus der Außenluft hineinverirren kann. Zugleich herrscht ständige Luftbewegung von der Decke Richtung Boden. Alle paar Minuten wird so die Innenluft komplett ausgetauscht, um Partikel herauszufiltern, die trotz aller Vorsicht auftauchen. Zum Beispiel, wenn ein Roboterarm herumschwenkt oder der Handschuh eines Mitarbeiters an einem Kabel reibt. Jedes Stäubchen verschwindet im Bodenfilter.

Hier spielen die Ingenieure Zukunftsmusik. Als Reini-gungspersonal der Europäischen Raumfahrtagentur säu-bern sie Komponenten für Raumfahrtmissionen wie den geplanten ExoMars-Rover. Der soll 2020 Richtung Mars starten, um nach Leben auf dem roten Planeten zu su-chen. Das Reinigungsmittel der Wahl ist Kohlendioxid-schnee, der aus einer Spritze mit eisiger Temperatur von -78 °C verteilt wird und in alle Ritzen dringt.

Rein- und Reinsträume gibt es heutzutage in vielen Industriebereichen. Bei der Computerchipproduktion, Lebensmittelherstellung und Arzneimittelfertigung sind sie Standard. Denn Partikel können ultrafeine Komponenten ruinieren und Kurzschlüsse in der Elektronik auslösen, Keime können die Gesundheit gefährden. Die Vorschriften sind unterschiedlich. Reinräume für die Chip- und Halbleiterindustrie dürfen pro Kubikmeter allerhöchstens 100 000 Partikel enthalten, die 0,1 Mikrometer groß sind. Zum Vergleich: In normaler Stadtluft – ohne Smog – müssen wir als Spaziergänger mit rund 10 Milliarden solcher Partikel pro Kubikmeter rechnen. Und trotzdem sind die Mitarbeiter froh, wenn sie nach Feierabend den Mundschutz ablegen und ins Freie kommen. Ein bisschen Schmutz in der Luft gehört zum Leben, es sollte nur nicht zu viel sein.

Reinräume wie in Noordwijk und die darin gebauten ultrasauberen Komponenten für die Raumfahrt zeigen, welcher Reinheitsgrad heute möglich ist. Dort sind nur noch 10 Fremdpartikel pro Kubikmeter erlaubt, ein Zehntausendstel der Zahl im IT-Bereich. Und trotz dieser Ultrareinheit sind die Reinraumspezialisten besorgt.

Der Grund dafür sind nicht die feinsten Partikel, sondern Bakterien, die meistens etwas größer sind und trotzdem allen Reinigungsanstrengungen entwischen. Bei Raumfahrtmissionen wie ExoMars ist es immens wichtig, dass irdische Mikroorganismen nicht als blinde Passagiere mit ins All fliegen und andere Himmelskörper verschmutzen. Aber gerade die ultrasaubere Umgebung in Reinräumen schafft ein neuartiges Biotop für „mikrobielle Überlebenskünstler", die mit Nährstoffarmut, Trockenheit, Extremtemperaturen und ultrasauberen Oberflächen fertigwerden. Das Leibniz-Institut DSMZ in Leipzig ist die wissenschaftliche Stelle, die sich zusammen mit der Europäischen Weltraumorganisation ESA mit diesen Extremisten beschäftigt. Bisher umfasst die Sammlung 300 Bakterienstämme, die weltweit aus Reinräumen isoliert wurden.

Schmutz gehört zum Leben. Er verhöhnt unser Bedürfnis, alles unter Kontrolle zu bringen. Und das, obwohl es nicht an Geld und Mühen fehlt, das zu tun.

Wir wollen keine Schmutzteufel sein. Wir haben uns vom *Homo sapiens* zum *Homo sapiens hygienicus* weiterentwickelt. Wir haben hohe Schornsteine als Kathedralen für den Müll gebaut, den wir verbrennen, um ihn aus der Welt zu schaffen. Doch die Rückstände wehen uns als Feinstaub um die Nase. Wir haben in vielstufige Kläranlagen investiert, um verschmutztes Wasser zu reinigen. Aber die kleinsten Partikel lassen sich nicht fangen, entwischen, treiben als Mikroplastik ins Meer, gelangen in die Nahrungskette. Wir opfern gute Böden, um darauf die Massen an Klärschlamm und Gülle zu verteilen, die im Alltag anfallen. Doch die Schadstoffe sickern bis ins Grundwasser, das als Trinkwasser dient. Wir haben Antibiotika als raffinierte Waffen gegen Krankheiten im Apothekenschrank, doch die Natur schlägt mit noch raffinierteren Waffen zurück, und resistente Keime tauchen im Badesee auf.

Man kann die Umwelt mit etwas Kühnheit und Fantasie als zweites Immunsystem der Menschheit bezeichnen. Klima, Luft, Wasser und Boden sind für die Lebenswelt verantwortlich, an die wir angepasst sind und in der wir gesund bleiben können. Sie liefern die richtigen Temperaturen, die passende Luftzusammensetzung und ausreichende Nahrungsgrundlagen. Sie melden, wenn der Stoffwechsel zwischen dem Menschen und seiner Umgebung aus dem Gleichgewicht gerät.

Die Epoche, in der wir leben, haben Wissenschaftler Anthropozän getauft – das vom Menschen (griechisch „anthropos") geprägte Zeitalter. Es begann vor etwa 200 Jahren. Erst seit dieser Zeit verändert die Menschheit den Planeten in globalem Ausmaß, erzeugt mit neuen Industrien und Produktionsformen eine Vielfalt von Materialien und chemischen Verbindungen, die es vorher nicht gab. Zwei Jahrhunderte sind im Maßstab der Evolution ein Wimpernschlag. Die Umwelt hatte innerhalb von sehr kurzer Zeit mit immer mehr Stoffen zu tun, auf die sie nicht vorbereitet war. Nun schlägt sie Alarm.

In denselben 200 Jahren wuchs aber auch das Wissen über die Vorgänge im Mikro- und Makrokosmos, über die sehr kleinen und ganz großen Sachen. Das eröffnet zwei Wege, das Anthropozän fortzuschreiben. Der erste könnte Prinzip Abschottung heißen. Es ist der weitere schrittweise Abschied des Menschen von der Verbundenheit mit der Natur. Der zweite folgt dem Prinzip Öffnung. Er steht für die Wiederannäherung an die Natur mit neuem Wissen.

Dieser Weg baut auf die neuen Einsichten der Mikrobiologen und Immunologen. Sie zeigen, wie sehr wir nach wie vor in biologische Kreisläufe eingebunden sind und von ihnen abhängen. Die gute Nachricht dieser Erkenntnis: Wenn es gelingt, die natürlichen Grundlagen weniger aggressiv zu behandeln, wird die Natur sich revanchieren. Für die Belohnungen, mit denen wir rechnen können, haben Wissenschaftler den sperrigen Begriff „Ökosystem-Dienstleistungen" geprägt. In einfacheren Worten ausgedrückt meinen sie frische Luft, sauberes Wasser, fruchtbare Böden. Kurz gesagt: gesündere Verhältnisse.

Ob sie sich einstellen, liegt auch an unserem zukünftigen Umgang mit Schmutz. Daran wird sich zeigen, ob wir

Trash People bleiben, wie sie der Künstler HA Schult in Ausstellungen um die Welt schickt.

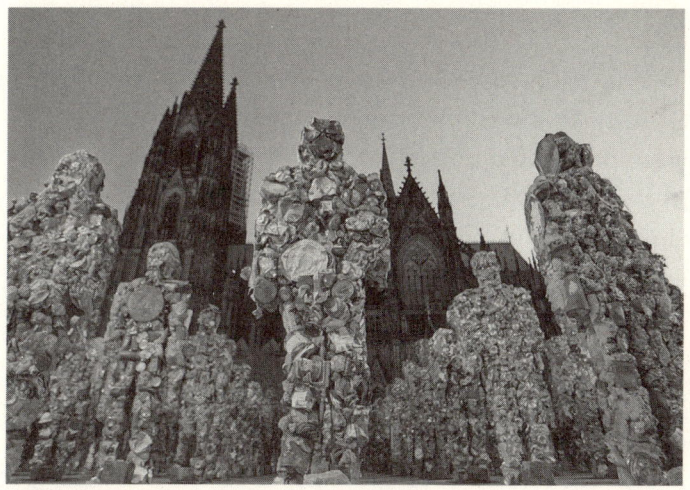

Müllmenschen von HA Schult © epa-Bildfunk

Wie lässt sich das Immunsystem Umwelt von der Müllschluckerrolle befreien?

Schmutz klug zu behandeln, heißt Abschied von Bequemlichkeiten, mit denen wir uns mit mehr oder weniger schlechtem Gewissen arrangiert haben. Ins Klo mit den alten Pillen? Ab nach China oder Afrika mit unserem Elektroschrott? Bitte nicht mehr. Das Prinzip „Aus den Augen, aus dem Sinn" ist naiver Kinderglaube. Müll ist nicht weg, nur weil wir ihn nicht mehr sehen.

Aber wird es nicht früher oder später Technologien geben, die mit all den Resten spielend fertigwerden, die wir jetzt noch nicht überzeugend entsorgen können? Vielleicht, vielleicht auch nicht. Darauf zu vertrauen, mündet in das zweite fragwürdige Prinzip „Nach mir die Sintflut". Es überlässt den Dreck von heute den Kindern und Enkeln.

Bei der Atomenergie und dem damit verbundenen Müll ist die Hoffnung schiefgegangen. Ein sicheres Endlager, das 1 Million Jahre radioaktive Strahlung fernhält, ist nach 70 Jahren der zivilen Kernkraftnutzung nicht in Sicht. Der strahlende Müll und die Unfälle in Tschernobyl und Fukushima bleiben als Mahnung für das misslungene Experiment Billigstrom aus Atom.

Zum Glück gibt es auch positive Vorbilder für Entgiftung. Chemikalien, deren Kürzel DDT, PAK, PCB, PCP noch in den 1980er-Jahren für Horror standen, sind inzwischen verboten oder stark eingeschränkt. Gebäude, die Asbestfasern in Luft und Lungen entließen, sind saniert, ebenso Mülldeponien, die ihre Umgebung mit Dioxin verseuchten.

Das bedeutendste internationale Gemeinschaftsprojekt galt den Fluorchlorkohlenwasserstoffen. FCKW galten bei ihrer Erfindung 1929 als ungefährlich und dienten jahrzehntelang als beliebte Kühlgase für Kühlgeräte, Treibgase für Spraydosen und zum Aufschäumen von Kunststoffen. Die ersten Warnungen, dass sie unter bestimmten Bedingungen Ozon in der Atmosphäre zerstören, wurden Mitte der 1970er-Jahre laut. Anfang 1984 dann der erste Alarm: Die Ozonschicht, die das Leben auf der Erde vor UV-Strahlen schützt, ist über der Antarktis um 60 bis 70 Prozent geschwunden; in der Stratosphäre ist ein Ozonloch entstanden. Die Weltgemeinschaft reagiert. 1987 beschließt sie im Montreal-Abkommen, die FCKW-Produktion innerhalb von zwölf Jahren zu halbieren. 1990 wird beschlossen, sie bis 1999 fast vollständig einzustellen. 2006 erreichte das Ozonloch über der Antarktis seine größte Ausdehnung. Seither erholt sich die Ozonschicht über der Antarktis, völlige Entwarnung gibt es noch nicht.

Verbote sind der schnellste Weg zu einem klugen Umgang mit Schmutz. Bis sie zustande kommen, hilft nur Druck von denen, die sich nicht mit Missständen abfinden. Aber was kann ich denn als Einzelner bewirken? Die Frage ist falsch formuliert. Interessanter lautet sie so: Was könnten alle gemeinsam bewirken, die sich als Einzelne zu schwach fühlen?

Zwei Ansätze geben Mut: das Vertrauen auf unterirdische Gemeinschaften im Boden und das Vertrauen in die Kreativität irdischer Gemeinschaften, die klein anfangen, um sich ins große Ganze einzumischen.

Die Humusrevolution – Weltverbesserungsbakterien am Werk

Der Humus unter unseren Füßen misst selten mehr als 30 Zentimeter Tiefe. Von dieser dünnen Schicht hängt das Leben auf dem Planeten ab. Für das, was wir Fruchtbarkeit nennen, sorgen Klein- und Kleinstlebewesen. Ein Löffel Boden enthält mehr Organismen, als es Menschen auf der Erde gibt: Bakterien, Algen, Geißeltierchen, Wurzelfüßer, Algen, Asseln, Milben, mikroskopisch kleine Pilze, Fadenwürmer und viele mehr. Sie sind ähnlich aktiv wie die Bakterienflora im menschlichen Körper, sie zersetzen organisches Material, produzieren Proteine und Mineralien, reichern Nährstoffe und Mineralien an.

Auch die unterirdische Vielfalt hat im Anthropozän gelitten. Unkraut- und Schädlingsbekämpfungsmittel haben die Böden ausgelaugt. Lokale Initiativen in aller Welt experimentieren inzwischen damit, diese Situation mit einer „Humusrevolution" zu ändern. Denn wenn es gelingt, die Humusschicht zu regenerieren, vervielfachen sich segensreiche Effekte: Die Artenvielfalt der Bodenorganismen, die Fruchtbarkeit und die Erntemengen nehmen zu. Der Boden wird gut durchlüftet und damit durchlässiger, hält Wasser besser zurück, lässt Pflanzen tiefer wurzeln und verhindert Erosion. Außerdem wird noch der Klimawandel verlangsamt, weil Kohlenstoff aus dem CO_2 in der Luft in den Boden gelangt und dort gebunden wird. Das Mikrobiom im Boden heilt sich selbst.

So wie die Ethnobotaniker in der Medizin traditionelle Heilmethoden mit Wissen aus dem Labor ergänzen, tun das die Verfechter der „regenerativen Agrikultur" in der Landwirtschaft. Klug aufeinander abgestimmte Mischkulturen werden so ausgewählt, dass sie die Umgebung und ihr Klima ideal nutzen. Die Projekte zeigen, wie man so die Mikroorganismen im Boden anregen und dabei mehr Vielfalt an Früchten und Gemüse und höhere und häufigere Ernten produzieren kann. Die Stichworte heißen Marktgärten, biointensive Landwirtschaft, Rice Intensification, holistisches Weidemanagement. Am Ende steht die bleibende Humusanreicherung.

„Regenerative Agrikultur hat die Antworten auf die Bodenkrise, Ernährungskrise, Gesundheitskrise, Klimakrise und die Krise der Demokratie", sagt die Inderin Vandana Shiva. Landwirtschaft ist ihr Lebensthema; sie ist Trägerin des Alternativen Nobelpreises. Die neuen Konzepte sind besonders dort gut einsetzbar, wo die Krisen am deutlichsten spürbar und die Hilfe am dringendsten nötig ist. Noch werden 85 Prozent aller Höfe auf der Welt von Kleinbauern bestellt, vor allem in den armen Ländern des Südens. Mehr Humus im Boden bedeutet für die 2,6 Milliarden Menschen, die ihn bearbeiten: bessere Ernten, mehr Vielfalt, weniger Erosion. Und sehr viel weniger Schmutz. Agrochemie und Kunstdünger werden in den Konzepten vorsichtig oder gar nicht eingesetzt.

Transition Towns – Vernetzung für Modelle von morgen

Das Beispiel der Müllvermeider von Alappuzha in Indien aus Kapitel 5 hat gezeigt, wie zukunftsweisend lokale Initiativen sein können. Wer ähnliche Ansätze aktiver Kommunen sucht, stößt schnell auf die „Transition Towns". Ausgehend von Totnes, einem 8000-Einwohner-Ort in England, ist eine Bewegung entstanden, die mit „Kopf, Herz und Hand" grundsätzlichen Wandel (Transition) in die Welt bringen will. Ziel ist der bedachtsame Umgang mit Ressourcen und sanfter Entzug von der Ökonomie, die auf fossile Energie und Plastik aufgebaut ist. Nebenwirkung ist ein neues Lebensgefühl.

Die Aktiven vermeiden das Wort Nachhaltigkeit, das sie zu abgedroschen finden, und sprechen von Resilienz. Das bedeutet Widerstandskraft und bezeichnet die Fähigkeit eines Stehaufmännchens, aus jeder Lage wieder nach oben zu kommen. Die Pioniere haben einen 12-Stufen-Plan zum Nachmachen entwickelt. Er reicht von Stufe 1 (eine Steuerungsgruppe bilden) über Stufe 4 (die

Gemeinde offiziell zur Transition Town erklären) und Stufe 8 (das Wiedererlernen alter Fertigkeiten organisieren) bis zur vorläufigen Endstufe (einen Energieabrüstungsplan erstellen).

„Seid selbst die Veränderung!", wirbt das Konzept. Einstiegshürden gibt es nicht. Wer mitmachen will, packt dort an, wo es ihr oder ihm Freude macht. Die handwerklich Begabten bringen in der „Reskilling"-Gruppe anderen Interessierten Techniken der Großelterngeneration bei: Stricken, Tischlern, Reparieren. Die mit dem grünen Daumen experimentieren in der Gartengruppe mit Obst- und Gemüseanbau. Außerdem stacheln sie die Verwaltung an, ihnen Brachflächen zur Begrünung zu überlassen und öffentliche Straßen und Parks statt mit Zierbäumen mit Obst- und Nussbäumen zu bepflanzen. Die Ernährungsgruppe organisiert Führungen durch „essbare Gärten", in denen auch die Blütenpflanzen zum Verzehr geeignet sind, und veranstaltet Nachbarschaftspicknicks auf der Straße. Die mit der missionarischen Ader schreiben Flyer und sammeln Spenden. Die Elektronikbastler tüfteln an Lösungen zur Nutzung von erneuerbaren Energien. Wer meditiert, findet in der „Herz und Seele-Gruppe" Mitstreiter. Die Theoretiker behalten den Überblick über das Gesamtprojekt und geben ihre Erfahrungen in Workshops an andere Kommunen weiter.

Vernetzung ist der Kernpunkt des Konzepts. Der Maßstab der heutigen Gesellschaft, das Geld, bringt eher Einzelkämpfer hervor. Aber jede/r hat auch Seiten, die sich nach Zuneigung, Freundschaft und gegenseitiges Kümmern ohne Abrechnung in Euro und Cent sehnen. Soziale Experimente wie die Transition Towns stärken diese Seiten. Ein gern zitierter Leitspruch für den sanften Wandel stammt vom US-amerikanischen Architekten und System-theoretiker Buckminster Fuller (1895–1983): „Man schafft niemals Veränderungen, indem man das Bestehende be-kämpft. Um etwas zu verändern, baut man neue Modelle, die das Alte überflüssig machen."

Wer viele Freunde hat und gut vernetzt ist, braucht weniger Dinge. Wer weniger Dinge besitzt, hat mehr Zeit, sich um Menschen zu kümmern. In ihrem Erfolgsbuch *Magic Cleaning* beschreibt die Japanerin Marie Kondo die Erleichterung nach dem Aufräumen im eigenen Leben. Weitergedacht lässt sich mit diesem Konzept auch die Erde von Ballast und Schmutz entlasten.

Und was nun? Entschmutzungsvorschläge für den Alltag

Ob Müllflut, Feinstaubprobleme oder Nitrat im Grund-wasser – allein kann man die Welt nicht aus den Angeln heben. Die großen Lösungen müssen von der Politik kom-men. Bisher lässt sie es zu, dass die Verursacher von Luft-, Wasser- und Bodenverschmutzung häufig nicht zur Re-chenschaft gezogen werden, sondern die Kosten auf die Allgemeinheit abwälzen können. Doch Politik bewegt sich, wenn sie Druck und eine Änderung des Zeitgeists spürt.

Um den nötigen Druck zu erzeugen, hilft es, als Ver-braucher/in Signale zu setzen. Es gibt viel zu tun. Aber weil das Schmutz-Hygiene-Müll-Problem so viele Facetten hat, gibt es auch viele Ansätze. Jede/r kann Punkte entdecken, um ein bisschen souveräner und klüger mit Schmutz umzugehen. Im Folgenden ein paar Tipps und Denkanstöße. Zuallererst ein Rat, der nichts mit Aktivismus zu tun hat, sondern dafür wirbt, Ruhe ins Leben zu bringen – und sich damit selbst vor Schmutz zu schützen.

- **Die körpereigene Schmutzabwehr stärken – durch genügend Schlaf!** Das Immunsystem ist und bleibt die raffinierteste biologische Schmutzabwehr, die man sich denken kann. Im Lauf von Jahrmillionen der Evolution sind fein aufeinander abgestimmte Instrumente zum Schutz des Körpers vor Schadstoffen entstanden. Sie bieten Barrieren für groben und feinen Staub und werden fast immer mit den Krankheitserregern fertig, die uns umgeben. Meistens geschieht das, ohne dass wir irgendetwas davon merken. Vieles, was der Mensch tut oder lässt, beeinflusst das Immunsystem. Als segensreich zu seiner Stärkung hat sich ausreichender Schlaf erwiesen. Morgens ausgeruht über Dinge nachdenken zu können, hat viele Vorteile – zum Beispiel ist es eine ideale Voraussetzung, im Lauf des Tages weitere Strategien gegen Schmutz in Angriff zu nehmen.

Den Haushalt entgiften

Beim Einkauf und im Haushalt haben wir in der Hand, welche Produkte wir benutzen oder stehen lassen. Tipps dazu bieten die 10 Gebote für den Hausputz in Kapitel 3. Die Werbung verlockt, zu viel und mit falschen und überflüssigen Mitteln zu waschen und zu putzen. Mut zum Nein-Sagen ist gefragt, um sich dem Mainstream entgegenzustellen.

- **Auf aggressive Reinigungs- und Pflegemittel verzichten!** Das ist und bleibt die wichtigste Grundregel im Haushalt. Desinfektionsmittel, die versprechen, fast alle Bakterien zu beseitigen, sind gefährliche Chemikalien. Im Privatbereich sind sie fehl am Platz. Sanfte Alternativen schonen die eigene Gesundheit und die Umwelt. Hilfe, um sich im Überangebot der Drogerieartikel zurechtzufinden, bieten das Umweltsiegel Blauer Engel des Umweltbundesamts, das EU-Ecolabel („Euroblume") und Informationen von Verbraucherschützern.

- **Fenster auf! Durchzug ist besser als Raumspray.** Schlechter Luft in Innenräumen mit künstlicher Beduftung zu begegnen, ist keine gute Idee. Düfte aus der Dose können die vorhandenen nur überdecken, nicht vertreiben; „Deos" für Müllbeutel oder Staubsauger sind Nonsens. Nicht wenige Substanzen aus dem Duftspektrum sind gefährlich für Allergiker. Während besonders die als problematisch eingestuften in Kosmetika, Wasch- und Reinigungsmitteln ab einer bestimmten Konzentration aufgeführt werden müssen, gilt das im Bereich der Raumdüfte nicht.

- **Pflanzen als Schadstofffilter für Innenräume nutzen!** Für gute Luft im Zuhause die Natur zu Hilfe zu nehmen, ist elegant und ästhetisch. Pflanzen sind nicht nur Luftverbesserer, weil sie Kohlendioxid aus verbrauchter Luft in Sauerstoff verwandeln. Einige haben auch das Talent, ungesunde Spurengase wie Formaldehyd aus der Luft zu entfernen, die zum Beispiel aus neuen Teppichen oder Möbelklebstoffen stammen. Zu den bekanntesten Topfpflanzen, die als Schmutzfilter wirksam sind, gehören Drachenbaum, Grünlilie, Philodendron und Ficus benjamina, die Birkenfeige. Auch

Allergiker können von dieser Empfehlung profitieren. Sie sollten für die Pflanzen allerdings statt der üblichen Blumentöpfe Hydrokultur verwenden, weil Blumenerde Schimmel verbreiten kann.

Mithelfen bei Plastikabrüstung und Müllvermeidung

Mehr als 100 Jahre nach seiner Erfindung ist Plastik zur Droge und Seuche der Gegenwart geworden. Plastikreste finden sich inzwischen in unberührten Gegenden der Antarktis und im tiefsten Teil der Tiefsee, im Marianengraben 11 000 Meter unter der Meeresoberfläche. Langfristig muss der Ex-und-hopp-Wirtschaft ein Kreislaufmodell werden, das sparsam mit Rohstoffen umgeht. Bis es so weit ist, können wir als Einzelne kleine Schritte auf dem langen Weg in eine verantwortungsbewusstere Zukunft machen.

- **Produkte meiden, die Mikroplastik enthalten!** Aus Zahncremes sind die zugesetzten winzigen Plastikpartikel inzwischen weitgehend verschwunden, aber in Shampoos, Duschgels, Lippenstiften und vielen anderen Make-up-Produkten finden sie sich noch. Wer sicher sein will, kann auf zertifizierte Naturkosmetika umsteigen; dort ist Mikroplastik nicht erlaubt. Eine sehr gute Hilfe ist auch der kontinuierlich aktualisierte Online-Einkaufsratgeber „Mikroplastik – die unsichtbare Gefahr" des Umweltverbands BUND, der Kosmetikprodukte auflistet, in denen sich die gefährlichen Partikel noch verstecken.

- **Kapsellos Kaffee kochen!** Kaffee gehört zu Deutschland, seit er einst über Äthiopien, Arabien und die Türkei nach Bayern gelangte. Inzwischen trinken 86 Prozent der Deutschen ihn täglich oder mehrmals in der Woche – leider inzwischen oft mit Einweg-Portionskapseln für Kaffeemaschinen zubereitet. Erst seit 1986 auf dem Markt sind die eine teure und überflüssige Erfindung, die mit viel Werbeaufwand viel unnötigen Müll erzeugt. Die Kapseln bestehen aus Verbundmaterialien oder Metall, häufig Aluminium, dessen Herstellung viel Energie verbraucht und giftige Schlämme hinterlässt. Die klügere und müllfreie Alternative ist die Pressstempelkanne, auch als „French Press" bekannt. Das Pulver schwimmt nach dem Heißwasseraufguss zunächst frei in der Glaskanne, dann wird der Kaffeesatz mit einem Stempel mit Sieb auf den Kannenboden gedrückt, damit er beim Eingießen nicht in die Tasse gelangt. Die ätherischen Öle können ihr Aroma entfalten und bleiben nicht wie beim Filteraufguss am Filterpapier hängen.

- **Coffee-to-Müll-Becher ablehnen!** 2,8 Milliarden (!) Coffee-to-go-Einwegbecher werden in Deutschland pro Jahr verbraucht. Um Um den Wahnsinn zu bremsen, hat die Deutsche Umwelthilfe die Initiative „Becherheld – Mehrweg to go" ins Leben gerufen. Das überzeugendste Pfand-Konzept liefert seither das Startup „Recup". Kunden kaufen ihren Kaffee im Recup-Becher bei einem der teilnehmenden Ausschenkbetriebe, zahlen 1 Euro Pfand und erhalten gegenüber dem Einwegbecher einen kleinen Preisvorteil. Bei jeden Ausschank, der teilnimmt, können sie den Becher wieder zurückgeben; das Pfand wird erstattet, die Becher werden gesäubert und wiederverwendet. Die Hersteller garantieren 500 Spülgänge. Die Becher bestehen aus sortenreinem Polypropylen und lassen sich am Lebensende recyceln. Finanziert wird das Ganze durch eine Gebühr der Coffee-to-go-Partner, für die das Teilnehmen im Gegenzug Werbung bedeutet. Die Idee für das System hatten Geschäftsführer Fabian Eckert und Florian Pachaly als Studenten. Das Pilotversuch startete im November 2016 mit 26 anbietenden Kaffee-Ausschenkern in Rosenheim. Bald kam München mit 50 Partnern dazu. Inzwischen ist Recup in Dutzenden Städten zwischen Sylt und Starnberger See mit 1500 Ausschank-Partnern vertreten. Genauso sinnvoll ist es natürlich, eigene Becher mitzubringen.

- **Weg mit Einwegbechern auf Großveranstaltungen!** Besonders ärgerlich ist die Müllflut durch Einweg bei Großereignissen, zum Beispiel beim Sport. Dass es im Fußballstadion von Borussia Dortmund bald keine Einweg-Getränkebecher mehr geben wird, ist einem Fan zu verdanken. Nick Heubeck, 19, startete auf der Kampagnen-Plattform „change.org" eine Petition, bei der 100 000 Unterschriften zusammenkamen. Der BVB-Geschäftsführer und Marketingchef Carsten Cramer versprach Abhilfe. Andere Clubs der ersten Bundesliga sind schon umgestiegen. In der Saison 2018/2019 sind sie erstmals in der Überzahl; das Match Mehrweg- gegen Einwegteams endete 11:7, im Jahr zuvor stand es noch 8:10.

- **Die Plastiktüten-Diät fortsetzen!** Der Verbrauch an festen Plastiktüten, mit denen man seine Einkäufe nach Hause trägt, hat deutlich abgenommen, seit sie etwas kosten. Geblieben sind die ganz dünnen Hemdchentüten aus Plastik, in denen man zum Beispiel im Supermarkt sein Obst und Gemüse einpackt. Auch sie landen normalerweise gleich nach dem Auspacken im Müll. Der Tipp: die alten zurück in den Einkaufsbeutel stecken und beim nächsten Mal wiederverwenden.

Schmutz bei Transporten, Reisen und Einkäufen vermindern

Benzin, Kerosin und Diesel, besonders Schiffsdiesel, machen Dreck. Alles, was motorisiert transportiert wird, zieht eine Schmutzspur mit sich – je weiter die Strecken, desto größer der ökologische Fußabdruck. Für uns selbst wie für unsere Einkäufe gilt: Jeder eingesparte Kilometer für Transporte entlastet die Umwelt. Es ist ein Märchen, dass es umweltfreundlicher ist, im Winter Äpfel aus Neuseeland statt der hiesigen zu kaufen. Zwar braucht das Lagern der einheimischen Früchte Energie und verusacht damit CO2. Aber der Schiffsdiesel, den Containerschiffe zum Antrieb nutzen, ist ein extrem schmutziges Schweröl mit hohem Schwefelanteil. Diese Tatsache fließt in die Rechnung der Fans von Obst aus Übersee nicht ein.

- **Bewegung mit weniger PS ins Leben bringen!** Laufen, Radeln und Schwimmen schmutzen nicht, machen Spaß und fördern die Gesundheit. Beim neuen Fitnesstrend aus Schweden nehmen Jogger Mülltüten in die Hand, sammeln nebenbei Abfall und werden zu „Ploggern" – *plocka upp* bedeutet aufheben. Aber auch motorisiert lässt sich der ökologische Fußabdruck verbessern. Wer langsamer und ohne viel Beschleunigen und Bremsen Auto fährt, kommt mit weniger Abgas ans Ziel. Bei Kreuzfahrten und Flugzeugreisen sind die Entfernungen groß und die Schmutzbelastung ist besonders hoch. Hier kann eine Kompensation für ein besseres Gewissen sorgen. Auf der Webseite der Organisation „Atmosfair" lässt sich berechnen, wie viel Mehrkosten der zusätzliche Kohlendioxidverbrauch verursacht, die in einer Welt mit fairen Preisen schon im Flugpreis enthalten wären. Die errechnete Summe für Klimaschutz- und Entwicklungsprojekte zu spenden, die für saubere Energie sorgen, schafft Abhilfe.

- **Wochenmärkte als Einkaufsorte nutzen!** Gemüse, Obst, Eier, Käse, Fleisch und Blumen nicht nur im Supermarkt zu besorgen, macht Sinn und Spaß. Der Gang entlang der Wochenmarktstände zeigt, wie viele regionale und saisonale Produkte im Angebot sind. Außerdem minimiert sich der Verpackungsaufwand und die Kunden sichern mit Einkäufen ohne Zwischenhandel das Einkommen für Höfe und Kleinbetriebe im eigenen Umfeld. Das gilt auch für sogenannte Food-Coops, bei denen sich Haushalte in der Stadt mit Bauernhöfen der Umgebung zusammentun und deren Produkte kaufen.

- **Doityourself-Anbau in Minimalmengen ausprobieren!** Auch wer selbst keinen Garten hat, kann Kleinstgärtner/in werden. Sprossen aus Keimsaat (z. B. Kresse, Alfalfa, Mungbohnen, Senf) sind gesund und lassen sich in speziellen Tongefäßen in ein paar Tagen selbst ziehen. Für Gewürztöpfe und Tomatenpflanzen reicht der Balkon als Miniaturgarten. Wer so seinen grünen Daumen entdeckt und Spaß am Wühlen in der

Erde findet, kann in örtlichen Gemeinschaftsgärten Gleichgesinnte finden.

- **Leitungswasser als Getränk schätzen lernen!**
Egal, ob Einweg oder Mehrweg – auch Getränkeflaschen verursachen große Transportströme, die zumindest bei Wasser unnötig sind. Wasser aus dem Wasserhahn ist in Deutschland von der Qualität her gut und wird besser kontrolliert als Mineralwasser. Mit Hilfe von Wassersprudelgeräten lässt sich auf Knopfdruck Kohlensäure hinzufügen. Die Zylinder, die man dafür braucht, sind für 60 Literflaschen ausgelegt. Der Einsatz ist ökologisch und spart Geld und Kistenschlepperei.

Das große Ganze im Blick behalten

„Weniger ist mehr" ist eine alte Formel für die Einsicht, dass es im Leben nicht auf Quantität, sondern auf Qualität ankommt, nicht auf Besitz, sondern auf Intensität. Orientierung für das Thema „Sind wir noch ganz sauber?" gibt eine von Ökologen erdachte Idee zu einem bescheideneren Umgang mit Ressourcen, die drastisch klingt und ein Fernziel ist. Konsequent beherzigt, verändert sie den Lebensstil:

- Refuse – das Ablehnen von Dingen, die man eigentlich nicht braucht; das ist auch eine Resistenz-Übung gegenüber der Werbung.
- Reduce – das Verringern der Sachen, von denen man (zu) viel hat.
- Reuse – das Weiterverwenden von Dingen, die noch gut sind.

- Recycle – die Wiederverwertung; das setzt ein Design voraus, bei dem sich Produkte gut auseinandernehmen lassen und ihre Komponenten ungiftig sind.
- Rot – das Verrotten der Reste.

Wer soll das alles schaffen? Das Sprichwort „Kopf hoch, auch wenn der Hals dreckig ist" ist ein passender Rat gegen Entmutigung.

Lehren vom Mars und von der Erde

H.G. Wells (1866–1946) war ein Pionier des Science-Fiction-Romans. Er studierte in London Naturwissenschaften und war begeistert von der Welt der Bakterien, dem Topthema der damaligen Wissenschaft. In seinem 1898 erschienenen großen Roman *Krieg der Welten* sind sie die Helden. Es geht ums Ganze: Mars gegen Erde. Hauptdarsteller sind Marsianer, intelligente und dem Menschen weit überlegene Tentakelwesen von „grauenvoller Hässlichkeit".

„Über den Abgrund des Alls hinweg beobachteten Wesen, die geistig zu uns stehen wie wir zum lieben Vieh, ungeheure Intellekte, kalt und teilnahmslos, diese Erde mit missgünstigen Augen und schmiedeten langsam und sicher ihre Pläne gegen uns", heißt es in Wells` Erzählung. Die Marsianer landen in Großbritannien und wollen von dort aus den Rest des Erdballs erobern. Sie brauchen einen Planeten, der näher an der Sonne liegt als ihrer, sie wollen die Bewohner domestizieren und als Nahrungsquelle nutzen, denn sie ernähren sich von Blut.

Die Gegenwehr der Erdbewohner hat keine Chance gegen die gewaltigen dreibeinigen Kampfmaschinen und Hitzestrahlwaffen ihrer Gegner. Reihenweise fallen ihre Armeen. Aber plötzlich wendet sich das Blatt. Überlebende, die aus ihren Verstecken kommen, entdecken in der Ruinenlandschaft nur noch tote Invasoren. Etwas hat die Angreifer dahingerafft. Es waren die „mikroskopischen Verbündeten", irdische Bakterien, die den Krieg entschieden haben. Ihnen war der Marsorganismus nicht gewachsen.

So ist es nicht gekommen; die Auseinandersetzung mit überlegenen Tentakelwesen aus dem All ist uns erspart geblieben. Nach bisheriger Kenntnis ist unser Planet der einzige im Universum, der Leben beherbergt. Die Heldenrolle der Bakterien in unserer Umwelt sollten wir dennoch respektvoll anerkennen. Sie helfen dem Menschen seit Anfang seiner Geschichte, sich selbst gesund und den eigenen Planeten bewohnbar zu halten. Und sie werden die Erde noch bewohnen, wenn die Gattung Mensch samt Staubsaugern, Putzmitteln und Reinräumen längst wieder verschwunden ist.

LITERATUREMPFEHLUNGEN

Schmutz allgemein

Christian Enzensberger: *Größerer Versuch über den Schmutz*, Hanser, München, 1968

Olli Lagerspetz: *Der Begriff Schmutz. Zum Verstehen unseres Zuhauses, unserer Welt*, LIT Verlag, Berlin, 2015

Haushalt – Waschen – Putzen

Maria Antas: *Wisch und weg. Ein Buch über das Putzen*, Insel, Berlin, 2015

Ilse Barleben: *Kleine Kulturgeschichte der Wäschepflege*, Henkel & Cie, Düsseldorf, 1955

Ina Ewers-Schultz, Martina Padberg (Hg.): *Desperate Housewives? Künstlerinnen räumen auf*, Verlag Stadt Villingen-Schwenningen, 2015

Bärbel Kuhn: *Haus Frauen Arbeit 1915–1965*, Röhrig Universitätsverlag, St. Ingbert, 1994

Musée d'Histoire de la Ville de Luxembourg (Hg.): *„Sei sauber …!“: eine Geschichte der Hygiene und öffentlichen Gesundheitsvorsorge in Europa* (Ausstellungskatalog), Wienand, Köln, 2004

Günter Wagner: *Waschmittel. Chemie Umwelt Nachhaltigkeit*, Wiley-VCH, Weinheim, 5. Aufl., 2017

Luft – Wasser – Boden: Schmutz und Utopien

Michael Braungart, William McDonough: *Cradle to Cradle: Einfach intelligent produzieren*, Piper, München, 2014

Anneliese Bunk & Nadine Schubert: *Besser leben ohne Plastik*, Oekom, München, 2016

Rob Hopkins: *Einfach. Jetzt. Machen. Wie wir unsere Zukunft selbst in die Hand nehmen – vom Begründer der Transition-Bewegung*, Oekom, München, 2014

Stephan Lessenich: *Neben uns die Sintflut. Die Externalisierungsgesellschaft und ihr Preis*, Hanser, Berlin, 2016

Umweltbundesamt (Hg.): *Wasserwirtschaft in Deutschland. Grundlagen, Belastungen, Maßnahmen*, UBA, Dessau, 2017

Ute Scheub, Stefan Schwarzer: *Die Humusrevolution. Wie wir den Boden heilen, das Klima retten und die Ernährungswende schaffen*, Oekom, München, 2017

Gesundheit – Krankheit – Bakterien

Idan Ben-Barak: *Warum sind wir eigentlich noch nicht tot? Alles über unser Immunsystem*, Ullstein, Berlin, 2014

Martin J. Blaser: *Antibiotika-Overkill. So entstehen die modernen Seuchen*, Herder, Freiburg, 2017

Christoph Gradmann: *Krankheit im Labor. Robert Koch und die medizinische Bakteriologie*, Wallstein, Göttingen, 2005

Gerhard Gottschalk: *Welt der Bakterien. Die unsichtbaren Beherrscher unseres Planeten*, Wiley-VCH, Weinheim, 2009

Philipp Sarasin u. a. (Hg.): *Bakteriologie und Moderne – Studien zur Biopolitik des Unsichtbaren 1870–1920*, Suhrkamp, Frankfurt/M., 2006

Ed Yong: *I contain Multitudes. The Microbes within us und a grander View of Life*, Vintage, London, 2017

DANK

Danke sagen will ich zuerst denjenigen, ohne die das Buch nicht so zur Welt gekommen wäre: Marten Brandt von Edel Books für die Ur-Idee und seine Ruhe und Umsicht, meiner Agentin Michaela Röll für eine Rundum-Betreuung, wie man sie sich nicht besser wünschen kann, Annette Krüger für ihr feinfühliges Lektorat, Arno Nehlsen für sein Fehlerfischen.

Entscheidende Hilfe kam von Forscherinnen und Forschern, deren viele akademische Titel ich an dieser Stelle weglasse. Zur Mikrobiologie und ihrer Geschichte: Christoph Gradmann, Universität Oslo. Zum Forschungsstand zu Immunologie, Allergien und Asthma: Erika von Mutius, Helmholtz Zentrum, München, Ludger Klein, LMU München, Harald Renz, UKGM Gießen/Marburg, und Agnes Giniewski von der Deutschen Gesellschaft für Immunologie. Zu resistenten Bakterien: Claudia Hübner, Universität Greifswald, und Martin Just, MRE-Netzwerk Mittelhessen. Zum Mikrobiom: Michael Schloter, Helmholtz Zentrum, München, und Christine Lang von der VAAM. Zu Haushaltswissenschaften Rainer Stamminger, Uni Bonn.

Es gab viele Fragen an Praktiker, die sich intensiv mit Schmutz beschäftigen. Für ihre Auskünfte besonderen Dank an Stefan Feigenspan, Marcus Gast und Ruprecht Schleyer vom Umweltbundesamt, Daniel Fäh von Swissatest, Thomas Fischer von der DUH, Bernd Glassl vom Industrieverband Körperpflege und Waschmittel IKW, Adrian Gsell von der Putzfrauen Agentur AG, Pfäffikon, Schweiz,

Christoph Schmidt vom ADFC. Und an Günter Wagner, der mehr über Waschmittel weiß als jede/r andere.

Detail-Einblicke in spezielle Sphären gaben mir: Roman, Heiko, Jürgen, Peter und Stefan von der Hamburger Stadtreinigung zum Thema der alltäglichen Ver- und Entmüllung des öffentlichen Raums, Christopher Bohlens von der Uni Lüneburg zur Luftschadstoffmessung für jedermann, Andreas Geis zu schmutzphilosophischer Literatur, Tristan Jorde von der Verbraucherzentrale Hamburg zur Desinfektionsmitteldebatte, Torsten Maul zur psychoanalytischen Sicht von Schmutzlust, -angst und -kontrolle, Dieter Janecek zu seinem langen Kampf gegen Feinstaub und Stickoxide und Ludwig Krämer zur Wirksamkeit von Gesetzen gegen Umweltschmutz aller Art.

Ohne Pressestellen zur Kontaktvermittlung geht bei übergreifenden Themen wenig. Dank an Manuela Braun vom DLR, Susanne Glasmacher vom Robert Koch-Institut, Karen Kumposcht vom IKW, Andree Möller von der Stadtreinigung Hamburg, Martin Stallmann vom Unweltbundesamt, Jörg Walz vom Fraunhofer-Institut IPA.

Die Informationen über den Staubsaugervorgänger „Puffing Billy" hat die IG historischer Elektromaschinenbau aus Leipzig ausgegraben und dankenswerter Weise ins Netz gestellt. Wie schwer es ist, sich von multiresistenten Keimen mit einer Sanierung zu befreien, habe ich vom MRE Netzwerk Mittelhessen gelernt. Und über die Stigmatisierung von Patienten, die mit solchen Keimen angesteckt haben, hat Doris Lisa Roßner eine bewegende Arbeit geschrieben.